居家康复护理手册
——人工髋关节置换术

主　审　胡建中

主　编　蒋小剑　阳珍金　罗　敏

副主编　李衡山　韩　萍　李红梅　韩立路

编　者　(按姓氏笔划排序)

叶春桃　阳珍金　李衡山　李红梅　朱正刚

成放群　陈　诚　陈红彬　何淑君　罗文正

欧阳旭英　　欧阳武裙　　郭　杰　唐冰之

蒋小剑　蒋玲君　韩立路　韩　萍

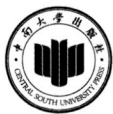

中南大学出版社
www.csupress.com.cn

图书在版编目(CIP)数据

居家康复护理手册:人工髋关节置换术/蒋小剑,阳珍金,罗敏主编.
—长沙:中南大学出版社,2014.5

ISBN 978 - 7 - 5487 - 1061 - 5

Ⅰ.居...　Ⅱ.①蒋...②阳...③罗...　Ⅲ.①髋关节置换术 -
康复 - 手册②髋关节置换术 - 护理 - 手册
Ⅳ.①R687.409 - 62②R473.6 - 62

中国版本图书馆 CIP 数据核字(2014)第 063329 号

居家康复护理手册——人工髋关节置换术

蒋小剑　阳珍金　罗　敏　主编

□**责任编辑**	彭亚非	
□**责任印制**	易红卫	
□**出版发行**	中南大学出版社	
	社址:长沙市麓山南路	邮编:410083
	发行科电话:0731-88876770	传真:0731-88710482
□**印　　装**	湖南媲美彩色印务有限公司	

□**开　　本**	710×1000 B5　□**印张** 7.25　□**字数** 102 千字	
□**版　　次**	2014 年 5 月第 1 版　　□2014 年 5 月第 1 次印刷	
□**书　　号**	ISBN 978 - 7 - 5487 - 1061 - 5	
□**定　　价**	**42.00 元**	

前 言

随着医疗技术的发展和人们对某些疾病经手术治疗后要求生活质量提高的需求，特别需要一本专业科普性知识读本来指导人工髋关节置换术后的患者康复。当前，人工髋关节置换手术越来越普遍，而人工髋关节置换术后患者的康复是一个长期过程，仅仅依赖住院期间的治疗和护理是远远不够的，精湛的手术技巧只有结合科学、系统的术后康复训练才能获得理想的效果。而一般情况下人工髋关节置换术后的患者及其亲属很难在短时间内掌握足够规范的康复训练知识及技能，出院后常因居家护理康复训练知识缺乏造成患肢功能恢复不全或发生其他并发症。因此，我们特编写此书，以帮助人工髋关节置换术患者及其亲属能够系统、规范地做好居家护理，减少并发症，促进康复，提高生活质量。

本书紧紧围绕人工髋关节置换术后患者的康复指导、躯体照护、心理和精神支持、社会支持等维度编写，使人工髋关节置换术后患者居家康复护理内容系统化、规范化、人性化。该书不仅适合人工髋关节置换术后患者及其亲属使用，也可作为培训临床和社区医护人员的指导用书。

为了使广大读者易于掌握康复技能，本书以文字说明，配合大量图片和光碟影视的形式出版，内容简洁精炼、图文并茂、通俗易懂。

由于时间匆忙及编者水平有限，书中难免有不足之处，恳请各位专家及读者朋友予以批评指正。同时，本书参考和借鉴了大量文献资料，在此一并向作者表示诚挚的感谢！

蒋小剑

2013 年 5 月 10 日

目　录

第一章　认识人工髋关节置换术

第一节　髋关节结构与功能

髋关节是人体最稳定的关节，属典型的球臼关节。它主要由股骨头与髋臼形成，周围还包围着强有力的关节囊、肌肉及韧带(图1-1)。与膝关节相比，髋关节有良好的内在稳定性，同时也有很大的活动性。由于其承受体重和人体的直立行走，髋关节在结构上形成了以下特征：

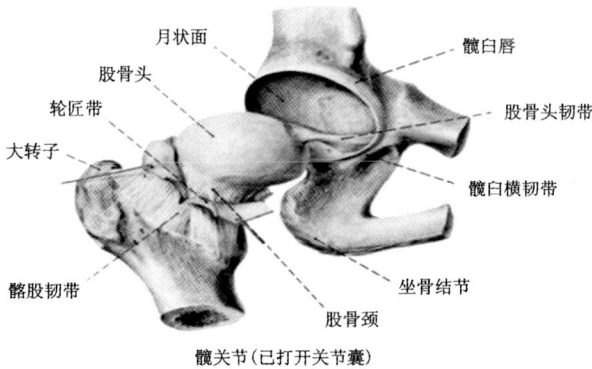

图1-1　髋关节正常解剖

(1)髋臼周边有软性髋臼唇使之加深加宽，并超出半圆。

(2)股骨头呈球状，与髋臼相匹配。

(3)股骨头凹处有圆韧带与髋臼相连，增加稳定性。

（4）股骨颈狭长，与股骨干成角度，具有力学意义及增加髋的活动范围。

（5）周围有紧张而强大的韧带保护，有丰富的肌肉覆盖。

一、髋臼

髋臼（图1－2）是髋关节球臼结构中的凹形部分，由髂骨体、坐骨体和耻骨体三部分组成，骨性髋臼中央为髋臼窝，内有弹性和纤维脂肪垫。髋臼后、上方厚实，内壁最薄，髋臼窝周围是鞍形软骨覆盖的关节面，外围增厚。在髋臼的内下方软骨缺如，形成髋臼切迹，切迹有横韧带封闭，两者间留有间隙，为血管通道。髋臼窝因髋臼边缘软骨盂唇附着而加深，可容纳股骨头的2/3，增加了髋关节的稳定性。

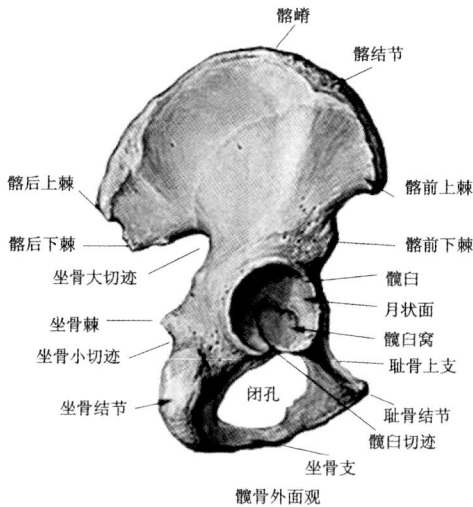

图1－2　正常髋臼

二、股骨头

股骨头（图1－3）是髋关节球臼结构中的凸出部分，相当于圆球的2/3，方向朝向上、内、前，在相当于大转子水平内侧。股骨头有一凹陷，称股骨头凹，股骨头除股骨头凹外，均为关节软骨覆盖，但其关节软骨中间内侧面最厚，周边最薄。与髋臼相比，股骨头的关节面较大，可以增加活动范围。

　　股骨头和髋臼的骨质表面除了覆盖着光滑的关节软骨作为衬垫外，正常的髋关节囊内衬有滑膜组织，它可以分泌出少量的液体，这些液体对髋关节起到润滑作用，可以减少股骨头和髋臼之间的磨损。光滑的髋关节软骨表面无神经支配，正常情况下活动非常灵活，允许人自由地走路、跑、跳、蹲、爬楼梯、转弯，并完成所有的日常活动。当关节软骨遭受严重破坏时，暴露出软骨下骨，继发磨损、硬化、增生形成骨赘(图1-4)。软骨下骨有神经，且表面粗糙，软骨下骨相互摩擦出现持续而剧烈的疼痛、肿胀，随病情发展进一步加重。

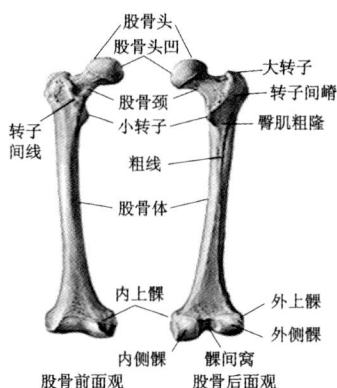

图1-3　正常股骨

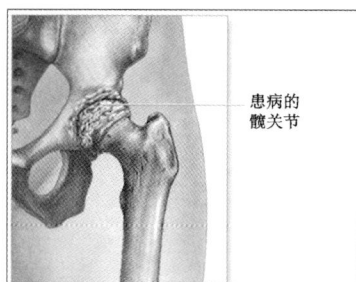

图1-4　患病的髋关节

三、髋关节损坏的原因

　　髋关节活动在日常生活中扮演着十分重要的角色，除了支撑人体上半身结构外，走路、移动、蹲坐都需要髋关节的参与。然而，随着人体的老化，髋关节常因产生退行性骨关节炎而失去原有的功能，或者是因为疾病，如类风湿关节炎、股骨头缺血性坏死、创伤骨折等，使髋关节失去功能。针对髋关节损坏的程度，目前最好的治疗方式为人工髋关节置换术,以重建髋关节功能。

第二节　认识人工髋关节

所谓人工髋关节置换术是指采用金属、高分子聚乙烯、陶瓷等材料,模仿人体髋关节球－窝关节的形态、构造及功能制成人工关节假体,通过外科技术植入体内,以代替患病髋关节功能的一种手术(图1－5)。它包括人工股骨头置换术、人工全髋关节置换术(即股骨头、髋臼均行置换)和人工髋关节表面置换术。

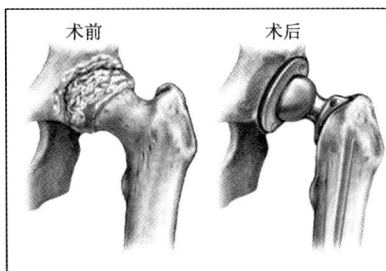

图1－5　病损髋关节及人工髋关节

一、人工髋关节置换目的

(1)缓解疼痛:缓解因各种原因引起的髋关节疼痛,如类风湿关节炎、骨性关节炎、创伤性关节炎等。

(2)矫正畸形:在进行人工髋关节手术的同时矫正髋关节的关节畸形,使原先存在的畸形得到矫正和改善。

(3)改善关节活动:该手术可改善髋关节活动,使原先僵硬、活动受限的髋关节能够活动自如,从而提高生活质量。

二、人工髋关节的组成

人工髋关节的组件可分为四大部分：髋臼杯、髋臼内衬、假体头及柄（图1-6）。髋臼杯和髋臼内衬与骨盆部相结合；假体头（或称球）代替股骨的球形部分；柄是插入在股骨上端髓腔内的部分，它与股骨紧紧地结合在一起。

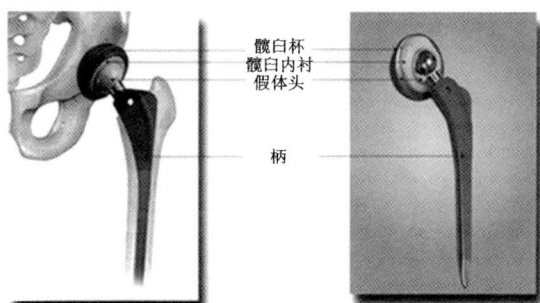

髋臼杯
髋臼内衬
假体头

柄

图1-6　人工髋关节的组件部分

由于人工髋关节组件假体长期植入体内，其材料应具有：

（1）良好的生物相容性。

（2）无毒副作用及不良反应。

（3）耐体液的化学腐蚀和电化学腐蚀。

（4）适当的弹性模量。

三、人工髋关节假体固定

人工髋关节假体的固定方式有两种，一种为骨水泥固定，另一种为非骨水泥固定。

骨水泥是一种用于填充骨缺损或植入物与骨之间的间隙并起到粘固作用的

化学材料，其机械性能类似于由水泥搅拌而成的混凝土。它固定的特点有：

（1）临床应用时间较长，临床效果确切，有大量成功的病例。

（2）操作技术已经非常成熟。

（3）对手术操作要求相对较低。

（4）可早期下地活动，患者康复时间相对短。

非骨水泥固定，即生物学固定，主要是利用假体表面的微孔层使骨组织长入，从而起到固定作用。它的特点有：

（1）采用生物固定，避免了骨水泥使用带来的不良反应，如毒性反应、高分子碎屑等。

（2）对日后可能面临的翻修手术而言可以保留更多的骨质，操作也更方便。

（3）对手术医生的操作要求相对较高。

第三节　人工髋关节置换术的适应证与禁忌证

人工髋关节置换术的适应证和禁忌证应严格掌握。

一、人工髋关节置换术的手术适应证

以往认为，60～75岁是髋关节置换的最佳年龄，但近年来，随着假体设计、假体材料和外科技术等的不断发展和完善，人工髋关节置换术获得了巨大的成功，手术病种不断增加和扩大，患者的年龄因素也已不再是最主要的考虑因素。对于一些特殊的病例，即使患者的年龄低于50岁，如果没有更好的治疗办法，同样也可以采用此项手术。

适宜行髋关节置换术的髋关节疾病有：

（1）原发性退行性关节炎。

（2）类风湿关节炎（包括少年类风湿关节炎）。

（3）强直性脊柱炎相关性髋关节病变。

（4）部分严重的髋臼骨折。

（5）股骨颈骨折（包括少部分新鲜股骨颈骨折、陈旧性股骨颈骨折、骨折不愈合及保守治疗和其他内固定术后的股骨头无菌性坏死）。

（6）髋部创伤后骨关节炎。

（7）特发性股骨头无菌性坏死。

（8）髋臼发育不良（DDH）所致骨关节炎或股骨头坏死。

（9）感染性疾病（化脓性感染或结核感染）。

（10）髋部周围的肿瘤。

二、人工髋关节置换术的手术禁忌证

人工髋关节置换术的禁忌证有：

（1）髋关节局部或全身的活动性感染病灶，是手术的绝对禁忌证。

（2）髋关节周围皮肤缺失，髋外展肌、股四头肌等肌力不良，腿和足部严重的血管性疾病，神经病变影响髋部，严重的限制性神经功能紊乱，严重的全身性疾病。

（3）高龄伴有未纠正的内科疾病和不能耐受手术的患者，如病理性肥胖者（体重超过 135 千克），精神、认知行为异常的患者，过于虚弱的患者，当这些患者进行人工髋关节置换术时应谨慎。

第四节　人工髋关节置换手术简介

髋关节置换术对手术操作要求严格，包括切口选择、髋关节显露、髋臼与股骨骨床准备、安置人工关节的位置和方向等均有严格的要求。特别是对无菌条件要求更为严格，手术人员应具有严格的无菌观念。髋关节置换术整个手术过程大概需用时 1.5 小时左右，加上麻醉苏醒时间总共约需 2 小时。

一、人工髋关节置换术患者的术前准备

（1）将身体调理到最好的状态。如果合并有糖尿病、冠心病及高血压等疾病，需经过内科治疗，症状得到控制后，再进行手术。

（2）术前学会卧床大小便。许多患者术后都不习惯卧床大小便，所以术前 3～5 天，要训练平躺在床上大小便，以适应术后情况。

（3）术前进行股四头肌等肌肉等长收缩练习，健侧可以进行直腿抬高练习等，目的就是加强肌力，避免卧床导致肌肉萎缩。这些锻炼术后也要进行，术前就要学会。练习的时候要注意：每次肌肉收缩需要坚持 5 秒钟左右再放松，不要快频率地重复，效果不好，还容易累。每次练习到肌肉感到酸胀为止，每天可以早中晚分别进行，每次行 3～5 组，每组 10～15 次。

（4）体格检查：医生在术前会对患者进行一次全面的体格检查，以了解患者的健康状况，并排除可能影响手术的其他疾病。

（5）化验检查：如血常规、尿常规、心电图及 X 线片等检查，以评估患者的身体状况和制定手术计划。

（6）皮肤准备：术前患肢皮肤上不能有任何感染或皮炎，如果有以上情况，术前应给予治疗。

（7）牙科检查：尽管髋关节置换术后发生感染的几率很低，但只要有细菌进入血液就有导致感染的可能。因为在进行牙科治疗时有细菌进入血液的可能，所以在术前如果进行了一些牙科治疗，如拔牙、洗牙等，则在髋关节置换时要考虑进去，在术后常规的牙齿清洁也要推迟几周。

（8）尿路检查：对于患过尿路感染的患者，在行髋关节置换前要进行一次详

细的泌尿系统检查。对于患有前列腺肥大的老人来说，髋关节置换术前必须进行正规的泌尿系统检查及治疗。

二、人工髋关节置换手术过程简介

（1）麻醉成功后，手术医生开始消毒、铺巾。

（2）在患者的髋关节外侧或髋关节后外侧做一长 8～15 厘米的切口，依次切开皮肤、皮下组织、深筋膜和阔筋膜，显露臀大肌及臀中肌（图 1-7），在切开的同时，医生会为您用止血钳或电刀进行止血。

（3）切开臀大肌和髋外旋小肌关节囊（图 1-8）。

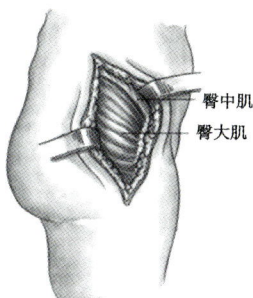

图 1-7　切开皮肤及皮下组织等显露出肌肉

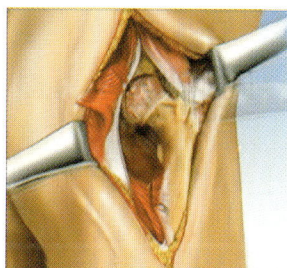

图 1-8　切开部分关节囊，露出股骨头

（4）暴露髋关节后，使髋关节脱位，按预定截骨线截断股骨颈，并取出股骨头（图 1-9）。

（5）磨去髋臼软骨和少量软骨下骨（图 1-10），按照预定方向依次用各型号髋臼锉磨髋臼内面，直至形成一个半圆形的髋臼，用髋臼试模测定假体与臼窝的匹配情况，确定合适的假体。

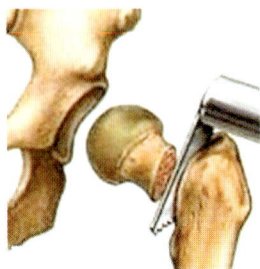

图 1 – 9　切断股骨颈

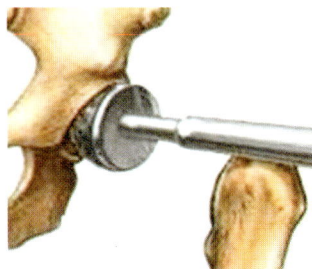

图 1 – 10　磨去髋臼软骨下骨

（6）植入髋臼假体（图 1 – 11），髋臼固定分为骨水泥固定和非骨水泥固定。如果用骨水泥固定，医生用专用工具将调剂好的骨水泥涂抹在冲洗干净的髋臼窝内，然后将髋臼杯放进去，用顶杆压紧直至骨水泥凝固；如果不是骨水泥固定，先将金属内衬按照正确方位敲击嵌入髋臼窝内，达到紧密嵌合，牢固固定，再嵌入髋臼杯，也可用 2～3 枚小螺钉加强固定内衬。

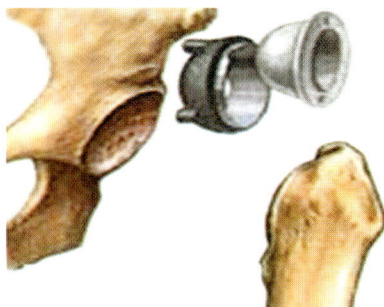

图 1 –11　植入髋臼部件

（7）扩大骨髓腔，植入股骨假体（图 1 – 12），先开髓，再用一个圆形的髓腔钻在股骨髓腔内钻出一个通道，然后用不同型号的髓腔锉从小到大逐号锉入股骨髓腔内，最后一个髓腔锉的大小确定股骨假体的型号。将合适的股骨假体柄插入股骨腔内，固定方式也分为骨水泥固定和非骨水泥固定，然后在股骨假体柄上套上合适的股骨头。

（8）用大量盐水冲洗关节及手术视野并止血后，使髋关节复位，将髋臼窝和假体股骨头对合在一起，即组成了一个新的髋关节（图 1 – 13）。然后放置引流管，逐层缝合切口。

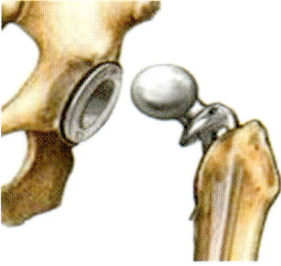

图 1 – 12　植入股骨假体部件

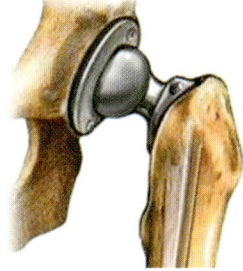

图 1 – 13　髋关节复位组成新的髋关节

附：髋关节置换术前后 X 线对比影像（图 1 – 14 ~ 15）。

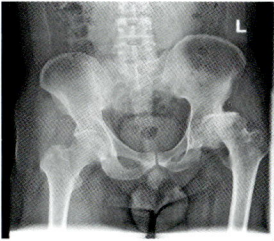

图 1 – 14　左侧髋关节病变术前 X 线影像

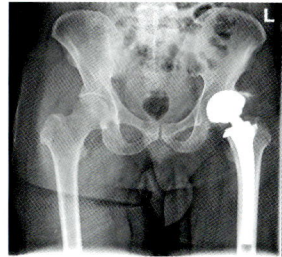

图 1 – 15　左侧髋关节置换术后 X 线影像

第二章　躯体照护

第一节　疼痛评估与处理

人工髋关节置换术是目前治疗严重髋关节疾病最有效的方法。它通过重建一个功能接近正常的关节，解除了关节疼痛、畸形和功能障碍，提高了患者的生活质量。但人工髋关节置换术患者术后常出现的急性和慢性疼痛越来越受到广泛关注，因为控制好疼痛对患者关节功能的康复起着重要的作用。

临床上导致人工髋关节置换术后疼痛的原因有很多，尽管接受髋关节置换术后疼痛评估的患者都有疼痛症状，但这种症状通常都没有特异性。疼痛是一种主观感受，不同人之间有很大的差异。疼痛的性质、部位、有无放射、持续时间、发作方式、诱发加重或减轻的原因和严重程度的进展情况，都必须加以明确。不同的原因可使疼痛表现出不同的形式，因而对导致疼痛的病因加以区分是非常重要的。通过对髋关节置换术后疼痛的患者进行病史询问、体格检查、诊断性评估可以了解到疼痛的病因是内源性还是外源性，是髋关节以外的疾病引起的还是髋关节内及髋关节周围的疾病引起的。关节外的因素还包括患者的情绪和心理问题，大多数患者由于长期饱受疼痛的困扰而感到沮丧、易疲劳，需要心理上的支持。

通过对人工髋关节置换术后疼痛的评估，有针对性地采取措施显得尤为重要。这样做可以使患者的疼痛得到积极的治疗，有利于患者术后功能康复，预防和减少并发症的发生。本节重点介绍人工髋关节置换术后疼痛的评估与处理。

一、疼痛的评估

1. 临床病史评估

我们应该对患者的疼痛病史作较详细的询问，倾听患者的主诉，重点评估疼痛的部位、性质、发作时间、持续时间、加重或缓解的诱因、疼痛有无向远处放射、与肢体有关的畸形，以及严重程度和进展情况。

髋关节置换术后的疼痛已被许多学者报道讨论过。伊文斯（Evans）和库克勒（Cuckler）认为髋关节植入的假体失效及感染是术后疼痛的主要原因。术后存在与术前一样的疼痛则应考虑关节外的病因。当疼痛已不能获得缓解时，表明疼痛的来源已从关节外转移至关节内。

2. 体格检查

体格检查主要包括步态、被动运动及下肢长度的检查。正常步态下的疼痛，表明疼痛最可能是来源于假体以外的因素；被动运动及下肢的不等长，表明假体的功能不良或植入失败。疼痛不确切时很重要的一点就是要把腹部、骨盆及直肠的检查也作为体检和评估的一部分以资鉴别。

步态有助于识别髋部疾病的特殊表现。Trendelenburg 征（患者以单腿站立时，双侧臀褶或髂嵴上提为阴性，反之为阳性，阳性则表示该侧髋关节外展肌力差、脱位等）。沿脊柱或骶髂关节的触痛，提示这些部位有病理变化。在大转子、坐骨的腘绳肌起点、臀大肌止点以及梨状肌区域的触痛，可提示这些部位的软组织炎而引起局部的疼痛。任何髋部运动时出现敏锐的疼痛，提示疼痛与急性滑膜炎有关，也要重视是否有髋关节的感染。而柄松动常导致大腿痛。

二、疼痛的部位

发生在大腿的疼痛多表明假体植入在股骨干的部分出现了问题。股骨柄假体失败，特别是长柄假体，某些患者疼痛可表现在膝关节内侧。髋臼松动常导致臀部或腹股沟区域的疼痛，与其相似，单极或双极人工股骨头假体，如髋臼有问题，其疼痛也常反应在腹股沟部位。软组织炎症导致的疼痛常在炎症局部定位。而转子骨囊炎疼痛常明显地定位于大转子，有时沿髂胫束向膝部放射。转子截骨骨不连常无明显疼痛，但有疼痛时常表现在髋关节转子区外侧。如果仅仅臀部或骨盆后方疼痛，常提示疼痛来自于腰背部和骶髂关节。

三、疼痛的特点

1. 疼痛的时间特点

术后早期，出现的超过预料的疼痛应考虑为血肿、感染、异位骨化和假体不稳。当髋关节置换术后几个月后出现髋关节疼痛，需要考虑的原因有：假体松动，慢性感染，瘢痕疼痛、血管神经损伤引起的疼痛，软组织问题(如肌腱炎或滑囊炎、风湿性多肌痛等)以及应力性骨折。由于假体长期使用后导致的磨损颗粒反应，能导致假体周围骨溶解，引起假体松动。磨损颗粒引起的滑膜炎能引起髋关节的疼痛。霍恩(Horne)等通过研究术后患者的血沉变化及核素扫描后，以6个月作为一个基准，将髋关节置换术后疼痛分为6个月以内的疼痛和术后6个月以后的疼痛两种类型。他们认为术后6个月以内的疼痛多应考虑假体及周围骨的骨折、脱位及感染等因素。术后6个月以后的疼痛则应考虑骨水泥及骨水泥至假体界面的问题。

2. 疼痛的发作特点

随着活动逐渐加重的疼痛，通常与假体无菌性松动有关。如疼痛出现在髋关节活动极限，特别是在髋关节极度内旋时，还有突然改变体位而引起的疼痛，如从坐位到站立，或行走时开始的几步("开步痛")，是假体松动的典型表现。由于髋关节不稳或者半脱位引起的髋关节疼痛，常在髋关节极限不稳或脱位位置时出现。在休息或夜间出现的疼痛，更应多考虑与感染或肿瘤有关。患者夜间如以手术髋侧卧，出现髋关节疼痛，则应考虑股骨大转子滑囊炎。

四、疼痛的药物治疗

因髋关节置换术后引起的疼痛应及时去医院诊治，须在诊断明确的基础上由医生指导治疗，确需采用药物止痛的患者，应在医生处方下指导用药，在此不予详细介绍。

五、疼痛的物理治疗

物理因子治疗是指利用各种天然或人工物理因子，包括电、光、声、磁、冷、热以及机械能作用于人体，被人体吸收并发生能量转换后，引起一系列物理和化学变化，产生局部或全身性生理反应，最终影响病理过程的治疗方法。人工髋关节置换术后早期应用物理因子治疗可起到镇痛、消肿的作用，逐渐增加肌力、耐力、关节灵活性以及功能性练习，在选择各种适当的物理因子治疗配合下，以获得联合治疗的综合作用。

人工髋关节置换术作为一种有创手术，术后疼痛是不可避免的，但在术后的康复训练中，必须将疼痛控制在可控范围内。因此，在康复训练过程中，如果发现疼痛明显或者疼痛加重，可以使用冰敷或者电疗等物理治疗方法止痛。同时，肌力训练和被动关节活动也要循序渐进，缓慢增加运动量，以免引起疼痛。冰敷时，间隔时间不少于2小时。中频干扰电治疗，每次15分钟，可以有效地放松肌肉，缓解疼痛。物理治疗1~3个月复查，如没有改善应进一步检查。下面介绍几种常用的物理治疗方法。

1. 冷疗法

冷疗法(cold therapy)即以低于体温的物质作用于机体，吸收机体热量，使局部组织或全身达到一过性降温以达到治疗疾病目的的方法。临床常用的致冷源有冷水、冰块、氯乙烷等。髋关节置换术后应用冷疗可以有效缓解局部疼痛、肿胀，并有一定的止血、消炎作用。

（1）冰敷的基本生理效应

冰敷是冷疗的一种，通过采用低温物质（冰、冷水或冰水混合物等）来降低身体局部组织的温度。其主要生理功能如下：

①冰敷后 10～30 分钟，组织温度下降，局部组织的黏稠度增加。皮肤温度持续下降至 15℃ 左右时，由于皮肤对冷的感受器将把冷的正常感觉传至中枢，促进交感神经兴奋，经过一连串的生理反射后，出现血管收缩、血流速率降低等现象。

②冰敷可以降低毛细血管的通透性和细胞的新陈代谢率。肌肉微创伤带来的炎症，也可以通过冰敷来抑制，从而防止微创伤范围扩大和防止二次缺氧伤害。

③冰敷可同时降低感觉神经及运动神经的反应能力，并且神经肌肉间的传递速度也会变慢。

④冰敷通过降低神经传导的速率及神经元的活动度，减少肌肉痉挛反应发生。

简言之，冷敷可以使血管收缩，减轻局部充血，抑制神经反射活动，减轻疼痛，降低痉挛。有降温、止血、镇痛和消肿的作用。

（2）冰敷使用时间

人工髋关节置换术后，其关节周围有炎症反应，冰敷有利于控制炎症和预防肿胀，在术后 1 个月内建议使用冰敷。一般术后 2～3 天每 2 小时 1 次，每次最长 15 分钟，3 天之后则根据患者的情况处理。一般来说，活动后一定要冰敷。此外，患部有红、肿、热、痛等急性炎症反应时，也应给予冰敷。

（3）冰敷的种类

冰敷的种类繁多，包括冰毛巾敷法、湿冷敷法、冰按摩法、冷浴法等。人工髋关节置换术后的患者，常用的冰敷为冰水袋法或冰敷袋法等。

①冰毛巾敷法：将毛巾放在冷水中浸湿，放于冷箱内，需要时，将其取出敷盖于患部。

②冰水袋法：将冰块砸成小块，放于盆中，用冷水冲溶冰块的棱角，以免损坏冰袋或使患者感到不适。冰袋中放入一半冰块后再加入少量冷水，将冰袋平放于桌上，一手提高冰袋口，另一手轻压袋身，以排出袋内空气，将盖拧紧、擦干，外用毛巾或布套包裹冰袋，放在患者患部。在进行冰敷疗法时，千万不要用冻得很坚硬的冰块，那样不仅无法有效冰敷，而且很容易造成关节隆起处冻伤。

③冰敷袋法：冰敷袋类似热敷袋，在帆布内包有二氧化矽乳胶，只要把冰敷袋放在冰箱的冷冻箱就可以。使用时将冰敷袋置于患部，冰敷袋与皮肤间建议加放一层毛巾，除了吸水外，也让患者较为舒适，每次冰敷时间为15分钟。

④冰按摩法：在使用冰按摩处理时，将冰袋置于患部，以圆形、绕圈的方式在损伤组织周围反复按摩。此外，也可以在损伤处进行纵向、横向按摩。进行按摩的同时可以在旁边放置一条干毛巾，以便随时吸收融化后的水滴。按摩时间不宜过长，大概15分钟即可。

（4）冷疗注意事项

①实施髋关节置换术治疗常以老年患者多见，局部冷感觉不如年轻人灵敏，术区皮神经损伤也会影响局部冷感觉传入，因此冷疗的时候一定要注意掌握治疗时间，并注意观察局部血液循环情况，如出现局部瘙痒、皮肤苍白、青紫、麻木、红肿、疼痛、荨麻疹、关节疼痛加重等情况，应立即停止治疗。

②非治疗部位应注意保暖，并注意观察患者的全身反应，如出现寒战、面色苍白、血压下降、冷休克等，应立即停止治疗。

③冷疗禁忌证：雷诺病、闭塞性脉管炎、系统性红斑狼疮、严重心血管疾病、恶病质者禁用。

2.热疗法

（1）热敷的基本生理效应

一般来说，热敷有促进创伤愈合、增加关节活动度及减轻疼痛的效果。热敷会使局部体温升高，导致血管扩张，增加局部微血管血流量及细胞膜的通透性，进而可清除代谢物并提高血氧浓度，增加局部区域的代谢率，促进创伤愈合。另外，热敷可以使组织黏滞性下降，有助于降低关节的僵硬程度，增强肌肉弹性。由于温觉反应传导比痛觉反应传导快，所以热敷也有减轻疼痛的效果。

（2）热敷使用时间

临床上热敷多用于手术损伤的亚急性期及慢性期。若损伤仍处于在急性期，如髋关节置换术后1个月内，髋关节及其附近的肌肉处最好不要使用热敷。1个月后倘若患部温度正常，可在预牵拉的肌肉部位给予热敷。一般热敷持续使用20~30分钟，即可有不错的效果，而在使用热敷包时，最好能用毛巾包覆，并适时翻开检测、散热，以避免烫伤。

（3）热敷的种类

①热水袋法：将冷、热水共同倒入搪瓷罐内，要求水温为50℃（用水温计监控调节较为准确），然后将热水灌入热水袋内，灌入量为热水袋容量的1/2~2/3，挤出袋内空气，拧紧塞子，擦干后倒提热水袋检查是否漏水，最后装入布套中或用毛巾包裹，放于髋关节需要部位。

②热敷袋法：热敷袋内含有特殊材质，可以吸收水分。热敷袋平日储存于被稳定控制的热水箱（不锈钢桶）内，其温度保持在70℃~75℃。取出后，为使刚从热水箱拿出的热水袋底部过多的热水不滴到身体上使皮肤烫伤，需在热敷袋外置放6~8层毛巾然后放在需要的部位。

（4）热敷注意事项

①实施髋关节置换术治疗常以老年患者多见，局部热感觉不如年轻人灵敏，术区皮神经损伤也会影响局部热感觉的传入，因此热敷的时候一定要注意谨防烫伤。

②夏季和体质虚弱患者应慎用热敷，必须采用热敷时要注意观察患者是否出汗过多，并注意及时饮水，补充液体入量，避免出现虚脱。

③热敷禁忌证：髋关节置换术后1个月左右的患者、急性扭挫伤48小时内、局部化脓性炎症、出血倾向、高热、传染性疾病、恶性肿瘤、活动性结核、严重动脉硬化、严重心肺功能不全、感染性皮肤病患者、浅感觉障碍、血液循环障碍者慎用。

3. 水疗法

水疗法（hydrotherapy）是指利用水的温度、静压、浮力和所含成分，以不同方式作用于人体以治疗疾病的方法。水广泛存在于自然界，取材方便，有着温度、压力、浮力、冲击力等多种可用于治疗的特性，还可作为药物的溶剂而产生联合作用，可以用于髋关节置换术后的消肿、镇痛以及运动训练等。

（1）治疗作用及其机制

水疗法有解痉、镇痛作用，温水浴或热水浴能促进血液循环，使血管扩张，降低肌肉、韧带的紧张度，缓解痉挛，减轻疼痛。

（2）辅助运动训练

水既有浮力作用，又有阻力作用。当人体在水中站立时，浮力作用可托起体重的90%，髋关节置换术后下肢肌力较差的患者可以很容易在水中完成助力站立。人体在水中运动时，水又可以充当可调节的阻力，运动速度越快，所受阻力越大，因此，对髋关节置换术后的患者而言，还可以在水中进行不同方向的抗阻运动，以增强肌力。

（3）治疗技术

髋关节置换术后应用水疗必须以伤口愈合良好为条件，一般选择水中运动，水位以超过髋关节、低于心脏水平为宜,水温适中,嘱患者在水中进行前向、后向及侧向运动,每次治疗 15 ~ 30 分钟,每日或隔日治疗一次,10 ~ 20 次为 1 个疗程。

(4)水疗法注意事项

①要保持水疗室的温度和湿度,同时要有良好的通风设备。髋关节置换术后患者多为老年人,水温不宜过高,以免增加心脏负担。

②禁忌证:传染性疾病、心肺功能不全、肝功能不全、恶性肿瘤、恶病质、活动性结核、出血倾向、发热、皮肤破溃感染、严重动脉硬化、月经期、大小便失禁者禁用。

第二节　预防并发症指导

人工髋关节置换术后可能出现多种并发症,并发症可分为:早期并发症和晚期并发症两类,前者如血管、神经损伤、出血及血肿等;后者可发生在术后数月至数年,如骨质溶解、假体松动等。有一些并发症可发生在术后任何时间,如骨折、脱位和感染等,常可引起严重的、持久的关节病变,而最终需要再次手术治疗。并发症的发生是多因素作用的结果,术后并发症的预防应引起高度重视,才能在人工髋关节置换术后的康复治疗过程中,减少并发症的发生,或者减少并发症造成的危害。下面介绍几种人工髋关节置换术后常见的并发症。

一、感染

1.概述

术后感染是全髋关节置换术(THR)最严重的并发症,初次感染的发生率为0.6% ~1%,翻修术后的发生率为3.5%,局部感染是造成髋关节置换术失败的主要原因之一。常见致病菌为金黄色葡萄球菌、表皮葡萄球菌、铜绿假单胞菌及革兰阴性杆菌。无论是急性、亚急性或慢性感染，都会产生严重后果，最终导致假体松动，手术失败。根据感染发生的时间分为：术后早期感染（术后3个月内）、迟发感染（术后4个月至2年内）、晚期感染（术后2年后）。

2.临床表现

髋部疼痛、发红、肿胀、瘘管形成。

3.实验室检查

各种实验室检查能确诊的项目非常有限，所以目前假体周围感染的确诊还没有"金标准"。有的学者认为，如果证实以下3项中的1项，即可诊断为感染：关节液或假体周围组织2次或2次以上培养出同一微生物；假体周围组织病理检查发现急性炎症；出现与假体相通的窦道。还有的学者认为，除了潜在感染或可能感染的患者，如果关节液中白细胞计数$> 1.7 \times 10^9/L$（每微升白细胞计数超过1700个），或中性粒细胞比例超过65%，可作为确定关节置换术后出现感染的标准。对于低毒性晚期慢性感染或血源性感染，早期诊断常有一定困难，当出现下列情况时，应考虑术后感染：

（1）术后髋关节功能已恢复正常，突然出现不明原因的疼痛，关节功能障碍。

（2）术后红细胞沉降率（ESR）、C反应蛋白（CRP）持续高于正常，或恢复正常后又再次升高。

（3）X线摄片显示有假体或骨水泥周围局灶性骨吸收，骨水泥断裂。

4.髋关节置换术后感染的治疗

目的是根除感染、缓解疼痛和保存关节功能，治疗方法包括去除感染组织和假体，对假体置入处进行清创及使用对病原菌有效的抗生素。

5.对急性血源性感染及其高危因素的认识

全髋关节置换术后突然出现髋关节疼痛（此前功能状态良好）伴发热，细菌来源有线索时容易诊断急性血源性感染。术后2年内其发生风险较高，且多见于免疫功能低下的患者(如类风湿关节炎长期激素治疗者)。准确判断感染的发生时间常较困难。对不符合上述诊断标准的患者,临床上应慎重诊断急性血源性感染,因为慢性感染相当常见。

6.感染的治疗

一旦明确急性血源性感染,多数学者建议行外科治疗,行引流、清创、灌洗、一期或二期再置换。诊断不清时,应告知患者这种进退两难的境地,与患者进行良好、有效的沟通,并允许其在二期置换或灌洗、清创之间作出选择。手术清创后应静脉应用抗生素6周至3个月。

7.感染的预防措施

(1)术前预防措施

确保手术室无菌状态,要有垂直层流手术室,戴双层手套,伤口充分引流包扎。做好术前卫生宣教,尤其是呼吸道的准备,术前1天和手术时给予抗生素预防性用药可降低感染率。所有感染病灶需术前治愈,如牙龈炎、泌尿生殖系炎症、皮肤溃疡、肺炎、甲沟炎、足癣等。术区骨科备皮,术前3天严格清洁皮肤,无菌巾消毒包扎术区,评估全身情况,对导致机体抵抗力下降的因素应予以积极的控制,如类风湿关节炎、糖尿病、使用免疫抑制剂、老年和肥胖等,以减少术后感染几率。

(2)手术后和康复训练时要注意以下几点:

①术后患者生命体征平稳后,尽早进行功能康复锻炼,但患肢产生的局部肿胀也可引起感染,故锻炼应合理安排、循序渐进。

②进行功能康复锻炼时,要保护好手术切口,避免人为原因造成的污染。动作幅度不要太大,以免切口渗液或裂开。

(3)急性血源性感染

行髋关节置换术后患者应清楚急性血源性感染的危险因素,以及在侵袭性医疗或牙病治疗前预防性使用抗生素的重要性。美国骨科医生学会和美国牙科协会的官方指南中明确指出，在关节置换术后 2 年内，常规牙科操作前 1 小时应预防性口服克拉维酸钾阿莫西林 2 克；也有外科医生建议髋关节置换术后患者应在常规牙科操作前应用抗生素。此外，患者还需积极治疗任何全身感染性疾病，如果置换关节发生疼痛，尽早联系手术医生。

二、髋关节置换术后假体无菌性松动相关因素及预防

1. 患者因素

（1）年龄

一般认为关节置换术适合 60 岁以上有髋关节疾病的老人。随着患者年龄增加，造成假体松动及翻修的机会反而越少，这是由于老年人活动量小，因而人工关节的使用寿命较长，但如果患者年龄过大，严重骨质疏松、肌肉纤维化，假体也可松动。骨皮质厚度随年龄增加而变薄，这种变化会导致股骨上端骨与假体分离而发生松动。如果对老年人使用过粗的金属假体或使用过多的骨水泥，会加重应力遮挡效应从而增加术后松动的危险性。

（2）体重或负重

患者体重或术后负重过重都会加重人工髋关节的摩擦，从而容易导致术后松动。如果患者体重超过 80 千克并且行单侧髋关节置换术，那么术后松动的危险性比体重低于 80 千克者高 4 倍。现已公认为体重过重对关节置换术后肯定有不良影响。

（3）原发病

疾病、药物及全身情况对于假体的长期稳定性影响也十分重要。Charnley 等报道类风湿关节炎术后松动率达 21%，骨关节炎术后松动率为 11%。服用某些影响骨质代谢的药物，如激素、抗肿瘤药物可抑制骨再生，影响假体结合界面的强度，加重术后松动的危险。

2.骨水泥使用不当也是诱发松动的因素

在实施髋关节置换术时，由医生选择最佳的骨水泥材料和固定技术是主要的环节。

3.假体松动的诊断

(1)临床症状

是诊断假体松动的重要依据，常见的症状有：患髋疼痛，行走时加重，与一定体位有关。如果仅为股骨假体松动，疼痛多发生在大腿；如果是单纯髋臼松动，则疼痛多在臀部。有时关节处有弹响，多出现在体位改变时，部分患者弹响后疼痛减轻。如果出现假体移位或下沉、固定螺钉断裂、假体柄变形断裂、多孔层脱落等情况诊断并不困难。

(2)X线表现

不能单从X线片表现作出诊断，X线片上表现为松动的数量要比实际诊断松动的数量大很多，Growninshird 对 204 例患者 10 年随诊，X 线片显示松动的股骨为 9%，髋臼为 7.9%，而实际翻修率仅为 1.5%。目前，国际上尚无统一的假体松动的 X 线诊断标准。主要靠 X 线的对比观察。假体松动主要有以下 3 种 X 线表现：

①透亮带：假体周围透亮宽度超过 2 mm，并可见其进行性加宽，患者表现患髋疼痛，Trendlenburg 征阳性，即可诊断假体松动。

②硬化线：在骨水泥固定和非骨水泥固定中表现不一。骨水泥固定中硬化线呈细直线，在骨溶解区边缘呈"扇形"；非骨水泥固定中硬化线粗，密度高，边缘齐而直。

③假体移位：若见假体明显移位则有特征性诊断意义。事实上，并非所有假体松动患者都有临床症状。通过假体柄和骨水泥在髓腔内的移位，有些假体可重新获得稳定，因而可无临床症状。因此，对这些无临床症状、X 线却明显提示假

体松动者必须严密观察，以免延误手术时机。

（3）关节腔穿刺

抽出关节液进行涂片及培养，以确定有无感染，并可鉴别假体无菌性松动与感染性松动。

（4）关节造影

对于难以确诊的患者行关节造影检查，造影剂可渗透到间隙中，显示松动的部位及范围。

4. 假体松动的预防和治疗

（1）术前预防措施：

①严格选择手术适应证。

②注意患者全身情况，术前积极治疗原发病与合并症，做好充分的术前准备。

③术中假体的良好安装及骨水泥技术。

④术后正确的护理，保持正确体位，循序渐进的功能训练与后期康复指导。

（2）手术治疗

骨水泥翻修术是假体松动的一种治疗方法，术后密切注意患者生命体征。术髋置外展中立位，根据翻修方法及病情严重程度不同，可行患肢牵引，必要时行髋人字石膏固定。

（3）术后起床及患肢开始负重时间

骨水泥翻修术后 5～10 天可下地活动并开始负重，单纯无骨水泥型人工关节翻修患者，术后 5～10 天下床活动但仅部分负重，采用植骨翻修者，最好在 3 个月后负重行走。

（4）物理辅助治疗

单纯用药并不能治疗假体松动，一般是与其他治疗手段合用。应用非甾体类等抗骨吸收因子的药物来降低和避免骨溶解，这可能有助于减少假体松动过程中及发生后所产生的生物学反应，减少或延缓假体松动的发生，延长假体的使用寿命。

（5）术后康复训练

要尽量维持肌肉力量，增强关节的稳定性。进行关节活动度和肌力训练时要充分准备，循序渐进，避免暴力操作，尤其是在骨质疏松症等易骨折原因存在的情况下，更应仔细。

（6）严格控制活动范围

避免做各种禁忌动作，同时要防止摔倒。

三、髋关节脱位及半脱位

脱位是髋关节置换术后最常见的早期并发症，也是人工髋关节置换术失败的主要原因之一，常可发生在术后即刻搬运过程或术后 10～12 周内。发生率为 2%～3%。发生髋关节置换术后脱位的原因很多，总体而言可以分为患者自身的相关因素、手术相关因素及假体因素等三个方面。老年人由于缺乏运动协调性和准确性更易造成脱位。一旦其发生脱位，对患者生理及心理会造成很大影响。

1.患者自身的因素

患者自身因素引发的髋关节脱位包括既往是否有髋部手术史、患肢是否存在神经系统的疾患、术后是否严格按照医嘱进行康复训练以及患者的年龄、性别等。髋部手术能导致外展肌肉力量减弱、关节周围大量瘢痕形成以及局部软组织张力降低和不平衡。因此，任何原因导致的同侧髋部的既往手术史，都会成倍地增加髋关节置换术后脱位的风险。手术相关的很多因素是导致髋关节置换术后发生脱位的主要原因，包括手术入路、手术医生的经验、软组织张力、假体的安放位置、体位护理不当、早期功能锻炼不当或不正确的翻身等。

2. 手术相关因素

髋关节手术入路很多，常用的有 3 种，即前外侧、后外侧和外侧入路，前外侧入路易引起前脱位，后外侧入路易引起后脱位，外侧入路的脱位率很低。一般认为，后外侧入路的脱位率比外侧入路高 1 倍。臀中肌是主要的外展肌，术中如损伤臀中肌而没有坚固的着力点，不能发挥有效的外展收缩力，以对抗内收肌的内收作用，也易发生脱位。在全髋人工关节置换术中，如果股骨偏心距（股骨头的旋转中心至股骨长轴的垂直距离）减小，使股骨靠近骨盆，易引起髋关节的活动范围受限、撞击及周围的软组织松弛，从而导致髋关节的不稳定及术后髋关节脱位。

3. 人工髋关节置换术后脱位的临床表现

人工髋关节置换术后脱位的临床表现包括置换关节部位疼痛、主被动活动障碍、下肢异常内旋、短缩及弹性固定等畸形，根据 X 线检查可以明确诊断。Dorr 根据临床表现和 X 线检查的结果，将术后脱位分为 4 类：Ⅰ类为体位性脱位，即假体位置正确，软组织平衡，脱位是由于患肢活动不当引起。Ⅱ类为软组织失衡性脱位，包括大转子截骨愈合不良、高位髋臼杯、股骨颈截骨过多等情况。Ⅲ类为假体放置不良性脱位，指髋臼杯、假体柄位置和方向的放置错误。髋臼杯前倾角应在 5°～25°，外翻角则为 40°～50°。Ⅳ类是同时存在软组织失衡性和假体位置不良性脱位。应根据以上脱位类型分别分析治疗方法。对于体位性脱位，术后 4～5 周内的早期脱位，可在麻醉下手法闭合复位，复位后适当卧床休息，避免再次引起脱位的肢体动作，必要时可以行外展支架牵引甚至石膏固定。对于手法复位失败或反复脱位，以及假体位置明显异常的患者需要再次手术治疗。

4. 预防术后假体脱位

脱位的重点是预防。术中重点是保持安装假体位置及方向正确，并保持一定的软组织张力及精湛的手术技巧；术后重点是对患者进行防范教育，勿做容易脱位的动作。因此，体位摆放非常重要，髋关节置换术后，有 4 种危险体位应尽量避免：髋关节屈曲 >90°、下肢内收超过身体中线、伸髋外旋及屈髋内旋。根据手术入路的不同，应限制的体位也有不同。后外侧入路术后应避免髋关节屈曲 >90°和下肢过度内旋、内收；前外侧入路手术后应避免下肢内收、外旋。用枕头外填塞固定使术后患者的髋关节外展是为了防止患肢内收，保持中立位置，防止内收、外旋动作，应在患者睡觉或休息时使用。枕头的使用通常在术后 6~12 周，12 周后，髋关节假囊形成，此时的肌力足以控制髋关节稳定。髋关节置换术 4~6 周后，患者髋关节能够完全伸直，屈曲 80°~90°，轻度内旋（20°~30°）和外旋（20°~30°），并且可以在忍受的范围内主动外展。术前、术后教育和术后正确的体位摆放，以及关节在一定限制范围内活动等预防措施可明显降低脱位的发生率。

康复训练时，要控制髋关节在安全范围内活动，并进行适当的髋关节功能锻炼。指导患者有规律地屈伸下肢。髋关节置换术后，手术关节不宜进行直接的关节活动范围锻炼，以免出现医源性脱位，主要应通过肌肉力量训练来维持功能性的关节活动范围（如屈髋）以及功能性活动，如坐、站及体位转移。由于手术损伤了关节囊，使其作用减弱，所设计的假体结构如果超过了极限，容易使患者发生脱位。在进行功能锻炼时应注意以下几点：

（1）术后第 1 周，患侧下肢放入由海绵制作的固定架里，限制其下肢旋转及内收，睡觉或休息时使用外展枕位 5~6 周。

（2）卧位及翻身时患肢应保持外展中立位，双腿不要交叉，翻身时应予以帮助，防止患侧下肢的内收及旋转。

（3）生物型假体的最初旋转抗阻，从低值开始使用。

（4）术后 6 周内，避免髋关节做大幅度的旋转，术后 6 周可以开始开车。

（5）坐位是髋关节易脱位的体位，置换手术后侧入路的患者坐起时间稍晚于外侧入路的患者。床上坐位时，床头升起的角度逐渐增加，以髋部无明显不适为宜。患者整个后背完全靠在升起的床板上，臀部的位置正好在床板折起的部位，腰部不要有太大的空隙。

（6）最常见的髋关节产生旋转负荷来自于从坐位站起时，因此，建议用助行器帮助站立。甚至在完全负重建立后，也有必要让患者继续在对侧持手杖行走，直到跛行消失为止，这有助于防止异常步态。

（7）负重、步行开始的时间，应根据手术时的情况作相应调整。指导患者从椅子上站起，应先挪到椅子边，然后再站起。手术侧膝关节抬高不要超过同侧髋关节，髋关节不能外旋，下肢内收不超过中线。上楼梯时，健肢先上，拐随其后或同时跟进。下楼梯时，拐先下，患肢随后，健肢最后。

（8）行骨水泥翻修术两次脱位者，术后6个月可以使用外展带，来防止下肢内收位屈曲超过80°。翻修术的患者，一般来说，当患者起床后忘记拿拐就可行走时，就可以安全弃拐了。

（9）术后6周内避免屈髋大于90°，即上身不要向前弯腰超过90°。特别是日常生活功能训练时要注意；避免坐在普通汽车座位上，以免屈髋大于90°，在突然停车时易造成后脱位。在汽车座位上垫上两个枕头，直到6周后，髋关节周围软组织获得稳定为止。

（10）术后6~8周避免性生活。性生活时，应尽可能避免患侧髋关节极度外展、外旋的动作。

四、假体周围骨折

人工髋关节置换术后并发假体周围骨折逐渐增多，术中、术后均可能发生，也可在髋关节置换术后数月或数年内再发生。有报道提及，术后股骨骨折的发生率0.1%~2.1%。假体周围股骨骨折在较小的受力下就可发生，甚至在日常活动中也可发生。当患者回家继续治疗时应注意指导患肢的康复运动，避免跌倒，同时应防治骨质疏松，增强肌力使关节稳定，行走稳健。

五、深静脉血栓

深静脉血栓（DVT）形成，是人工髋关节置换术后最常见的并发症。深静脉血栓的发生存在三个因素，即静脉淤血、血管内皮损伤以及血液成分异常变化。这三个因素激活了凝血途径。深静脉血栓最大的危害是造成肺栓塞，而严重的肺栓塞将会危及到患者的生命。因此，在我们的康复护理过程中应尽量防止该并发症的发生。精湛的手术技巧只有结合护理人员完美的术后康复指导和病情观察，才能使患者情绪乐观地配合治疗，促进康复。术后需注意严密观察患肢的肿胀、疼痛和末梢血运情况，并采取早期物理治疗、功能锻炼、下床活动及抗凝治疗等措施防止 DVT 的形成。

1. 发生深静脉栓塞的危险因素

年龄较大的患者，骨盆、髋关节、股骨及胫骨骨折的患者，瘫痪、肌肉麻痹及长期缺乏运动、原有静脉栓塞病史的患者，涉及腹部、骨盆及下肢手术的患者，肥胖、充血性心力衰竭、心肌梗死、脑卒中（中风）、止血药使用不当（血液处于易凝状态）、抗凝血酶Ⅲ缺乏、蛋白 C 缺乏症、蛋白 S 缺乏症、异常纤维蛋白原血症、狼疮抗凝物、肝素诱发的血小板减少症、纤溶酶原及纤维蛋白溶酶原活化作用异常等的患者，都是易发生深静脉栓塞的高危人群。

2. 预防措施

髋关节置换术中患者制动，仰卧和麻醉可使周围静脉舒张，术后由于疼痛及预防脱位的发生，使肢体长时间处于被动体位，都会使患者静脉血流减慢，从而易发生深静脉栓塞。髋关节置换术后深静脉栓塞发生的高峰在术后 1～4 天内，术后 17～24 天后深静脉栓塞很少发生。发生深静脉栓塞的大部分患者症状轻微,少数患者可有疼痛。腓肠肌或大腿肌肉的压痛,单侧小腿肿胀、低热、脉搏加快、皮肤发干、潮红,局部皮温增高,表明有可能发生了深静脉栓塞。同时注意患者有无胸闷、气短、心率增快、烦躁不安等肺栓塞症状,若同时有血压进行性下降,应高度怀疑肺栓塞的可能,需立即处理,通过静脉造影和多普勒彩超检查可以确诊。预防深静脉血栓,主要从解决静脉淤滞和高凝状态两方面采取预防措施,具体方法如下:

(1)机械性预防措施:

①肢体的摆放:掌握安全改变体位的技术极其重要,术后定时更换体位,抬高患肢,将小腿垫高,膝部以下要高过右心房,但膝下勿垫枕,防止压迫腘静脉,以利于血液的回流。

②肢体末端加压法:术前、术后均给患者穿合适大小的弹力袜,还可穿有压力阶差的防血栓的长腿弹力袜,对足背、足跟有不同弹性,可产生由下到上的压力适度压迫浅静脉,利用外力促进血液循环,增加静脉回流量以及维持最低限度静脉压,防止下肢血栓形成。

③介入运动疗法可以促进全身血液及淋巴液的循环,防止深静脉血栓等并发症的发生。因此,术后应尽可能早地介入运动疗法。研究表明:由跖屈、内翻、背伸、外翻组合的踝关节“环绕运动”,辅以运动间隙时的深呼吸,在增加股静脉血流峰速度方面优于单独深呼吸练习或足踝内、外翻运动。同时,术后第 1 天,如无特殊情况,及早开始患肢的被动关节活动练习、健侧下肢的主动运动及上肢的主动运动练习,能有效地促进血液循环,预防或减少深静脉血栓的形成。

④麻醉作用消失即应鼓励并督促患者做患肢足趾、踝关节的早期主被动屈伸活动,逐步抬高患肢,做股四头肌、小腿三头肌、腓肠肌的向心性按摩和肌肉等长收缩运动10 次/2 小时,以促进静脉回流。

⑤鼓励患者深呼吸及有效咳嗽动作,尽早下地活动。同时,做健侧肢体及上

肢的屈伸、抬高、肌肉收缩等运动，以带动患侧及全身的血液循环，防止血液淤滞。

⑥早期进行患肢肌肉收缩有利于静脉血液回流，鼓励和指导患者进行双下肢等长收缩，足跖屈、背伸等运动，每日 200 次，分组完成，以减少深静脉栓塞发生。

⑦术后当日即用间歇充气加压装置（intermittent pneumatic compression pump，IPCP）等定时加压，促进静脉回流，是防止血栓形成的有效方法，2 次/日，1 小时/次。术后当天开始使用下肢静脉泵，至少延续到术后 5 天，对卧床时间较长的患者，还可适当延长使用时间。下肢静脉泵能使髋关节置换术后深静脉栓塞发生率从 45%～50% 下降到 10%～2%。下肢静脉泵是通过充气的长统靴，间歇性地充气，使小腿由远而近顺序受压，从而增加静脉血流，减少血流淤滞，降低深静脉栓塞的发生率。

（2）药物预防

主要是干扰血小板活性和凝血因子的产生，对抗血液的高凝状态。抗凝血疗法是现代治疗深静脉栓塞形成的主要治疗方法之一。术后使用抗凝及抗血小板聚集的药物进行预防，加强抗凝作用。使用的药物主要有华法林、低分子肝素钠、低分子右旋糖酐。

六、人工髋关节置换术后活动障碍

1.关节僵硬

引起关节僵硬（joint stiffness）的原因几乎涉及人工髋关节置换术的所有方面，如假体选择不当、术后疼痛、瘢痕形成、关节周围软组织紧张、感染、松动、异位骨化、磨损颗粒引起的骨膜炎、腱鞘炎、术后康复训练不足、对疼痛的耐受力低等，都可能造成术后关节僵硬。尽管相关因素很多，但术后关节僵硬很大一部分与手术技术和功能锻炼不及时、不到位等因素有关。术中操作是否正确、锻炼开始时间和渐进性、适度性直接影响着术后关节活动度的康复程度。关节置换术后常有僵硬，且随时间逐渐减轻，这是恢复期的主要标志。术后早期僵硬多属正常，通常在术后6~8周可得到不同程度的缓解，至术后3个月关节活动度基本恢复。术后早期疼痛是关节僵硬的重要原因。假体颈过长，可引起髋的活动明显受限，也可以由异位骨化、感染引起。术后使用外固定或牵引时间过长，肯定会引起关节僵硬。

体疗、按摩是治疗非感染性因素引起的术后早期关节僵硬的重要康复措施。住院期间将制定的康复措施、进展计划解释给患者及其亲属。教给患者亲属掌握具体的康复方法与步骤，是确保患者出院后能得到较好的康复治疗，防止关节僵硬的措施。对体疗、按摩治疗后关节活动度仍不理想的患者，少数学者建议施行关节清理。除非关节内纤维性广泛粘连诊断明确，否则我们不主张施行关节清理术。对有假体颈过长、明显位置不当者，应行翻修术。

2. 关节挛缩

人工髋关节置换术后，由于制动或活动减少，导致肌肉和软组织短缩，从而引起髋关节挛缩。为此，可以通过肌肉牵拉术增加或维持组织的伸展性和关节的活动范围，防止发生不可逆的组织挛缩，具体方法如下：

（1）徒手被动牵拉伸髋肌。

（2）徒手被动牵拉屈髋肌。

（3）徒手被动牵拉髋关节内收肌。

（4）徒手被动牵拉髋关节外展肌。

（5）徒手被动牵拉股四头肌。

（6）徒手被动牵拉腘绳肌。

第三章　心理和精神支持

第一节　沟通指导

沟通是指人与人之间的信息传递与交流，即人与人之间交流意见、观点、情况或情感的过程。通过沟通传递信息，满足精神及物质需要。

一、有针对性地进行语言沟通

使用语言、文字或符号进行的沟通称为语言性沟通。美好的语言不仅使人听了心情愉快，感到亲切温暖，而且还有治疗疾病的作用。在沟通中，要根据患者年龄、性格、文化程度等不同情况进行合适的沟通。如对年龄大、理解慢的患者，要用简单易懂的语言与其交流，以专心倾听、耐心开导等实际行动表达对患者的尊重；对性格外向、率直、乐观的患者多给予鼓励和表扬。注意礼貌用语，切记避免使用伤害性语言。同时注意沟通的方式方法，引导患者用恰当的方式表达情感，充分了解患者各方面的信息。如帮助患者宣泄，宣泄是指将自己淤积已久的焦虑、抑郁等负面情绪倾诉给他人的过程。这是一种发泄痛苦的过程，可以达到减压、精神解脱，增强其战胜疾病的勇气和信心。鼓励患者按可控制的方式表达焦虑，允许自我发泄，如倾诉等。另一方面，宣泄也是家人了解患者情绪障碍的重要途径，可以使双方相互了解，建立有效的情感沟通，使患者正确认识疾病和处理生活难题，减轻焦虑、抑郁、紧张等不良情绪。

二、帮助患者学会应对技巧

帮助患者消除焦虑的方法，如：放松训练、深呼吸训练、让患者听自己喜欢的音乐等都可以起到很好的作用，帮助患者学会积极有效的技能，重视自己的优点和成绩，改变愿望满足方式。根据术后情况，在功能锻炼中取得进步时及时给予鼓励，增加自信心。

三、自我调节和控制不良情绪

不良情绪，是作为一种消极的精神心理状态出现的，不利于疾病的康复。不良情绪可通过多种途径来进行自我调节。如：语言暗示法，语言暗示对人的心理乃至行为都有着奇妙的作用。当不良情绪要爆发或压抑的时候，可以通过语言的暗示作用来调整和放松心理上的紧张状态，使不良情绪得到缓解。当你发怒的时候，可以用语言来暗示自己：千万不要怒，发怒既伤自己，又伤别人，还解决不了问题，发怒是无能的表现，这样就会使不良情绪得到缓和。自我激励法，自我激励是人们精神活动的动力之一，是心理健康的人常用的一种方法。自我激励就在于遇到困难、挫折、逆境、不幸而痛苦时，善于用坚定的信念、伟人的言行、英雄的榜样、生活的哲理来安慰自己，由此产生一种力量同痛苦作斗争。总之，要克服不良情绪，必须要有良好的自我调节情绪的意识和能力。

四、发挥社会支持系统的作用

家庭成员患病后必然会给家庭造成或多或少的影响，重视和了解家庭内部成员相互间的影响。通过与患者亲属包括配偶、子女和其他有关人员的沟通，提供与其相关的知识，并通过交流使患者及其亲属积极地参与疾病护理的全过程，有利于患者的疾病控制和康复。家庭成员要了解患者的病情、相关治疗计划、病情的预后等情况，主动配合做好患者的康复工作，减轻患者的心理压力。但要注意不能过于关注患者，强化患者的依赖心理，从而使患者不去独立解决自己的心理困惑和健康问题，全部依赖于家人和朋友。另外，给患者创造良好的休养环境，保持居家安静、空气新鲜、光线柔和等，减少外出应酬活动，多陪伴患者，多倾听患者的诉说，给予患者充分的关注和理解，增强其战胜疾病的信心。

第二节　心理和精神支持

心理支持是指所有的心理治疗都在精神上给患者不同形式和不同程度的支持，主要是运用心理治疗的一般原则，属一般性心理治疗的范畴。

一、人工髋关节置换患者康复期的心理反应

人工髋关节置换手术对患者而言是一个较大的创伤，创伤康复期的心理反应因人而异，但基本上都会包括以下几个方面。

1.创伤结果所导致的心理反应

髋关节置换手术不仅对患者的身体是一次考验，对心理也是如此。患者很可能产生各种消极心理，诸如信心不足、烦躁焦虑、意志消沉等，或顾虑手术效果，术后不敢活动，担心关节脱位等并发症，患者心理承受较大的压力。即使同样进行了人工髋关节置换，不同的患者也会由于不同的因素而具有不同的功能转归，这将导致患者出现不同的心理反应。即使转归功能一样，不同性格特质的患者心理反应也有可能不同。例如，同样是摔伤导致股骨颈骨折而接受人工髋关节置换，术后都可以恢复自主步行，但远足易疲劳，悲观的患者会认为自己的功能大不如前，很"倒霉"，而乐观的患者则会庆幸自己还能步行，对生活影响不大。

2.创伤后的心理适应

创伤后的心理适应受很多因素影响，除了有创伤和手术相关因素外，患者的性格特质、家庭关系、居住环境、经济状况等都会导致患者表现出不同的心理适应过程。

3.致伤原因所致的心理反应

如果患者是自己摔伤，大多会有后悔、自责情绪，而若是他人肇事而致伤，则患者会出现因索赔损伤而导致迁延不愈的"赔偿"神经症。

二、心理治疗原则

心理康复决定患肢功能的康复。但是国内现阶段，往往由非心理专业的医生、护士、治疗师或亲属去面对患者的这些心理问题，而所应用的也是一些非专业的心理治疗技能。尽管如此，对于大多数接受人工髋关节置换手术的患者，即使并非专业，只要我们能够认识到患者心理问题的必然性，能够正视患者各种各样的心理问题并采取一些简单的处理措施，患者就完全能够从中受益。

与处理人工髋关节置换康复期其他功能障碍一样，在处理患者的心理问题之前，也一定要对患者的心理状态进行评估。在心理评估的基础上，即可以对患者进行针有对性的、个体化的心理治疗。"个体化"也是处理人工髋关节置换术康复期患者心理问题时必须坚持的原则，必须针对患者不同的心理反应表现进行针对性处理，在方式方法上不能千篇一律。如同样表现为焦虑情绪的患者，有的人需要安慰、开导，而有的人会对他人的劝解产生反感情绪，认为他人是"站着说话不腰疼"。另外，对患者心理问题的出现还要追本溯源，不只是对症治疗，更要对因治疗。如果患者处于正常心理反应期，要帮助患者尽快、平稳度过这一时期；而如果患者因为家庭的问题，如：经济困难、亲属漠不关心等而出现焦虑、抑郁等不良情绪，在处理的时候则必须从这方面入手。最后，在为患者解决心理问题的时候一定要正确建立"治疗联盟",即患者－亲属－医务人员结成的联盟,方向、步调一致,才能更有效率地解决患者的心理问题。

三、常用的心理治疗方法

如前所述,接受人工髋关节置换术的患者可以出现各种各样的心理问题,而面对、解决这些问题的又都是非心理专业的人士,如:医生、护士、治疗师或亲属等。在此介绍几种非药物的、简单、实用的心理治疗方法,以供参考。

1. 一般心理治疗

一般心理治疗主要是支持性心理治疗。即使没有任何心理学知识,只要关心、爱护患者,也能在一定程度上帮助患者。要关注患者的痛苦,认真询问和倾听使患者焦虑的问题,并给以耐心的指导、鼓励,调动患者的自我调节能力,纠正其在康复过程中的负性评估,对康复过程保持积极、乐观的心态,达到最大的康复效果。

2. 理性情绪疗法

理性情绪疗法崛起于 20 世纪中叶,由美国情绪心理学家 Ellis 奠基,其基本理论认为:人们的情绪和行为反应不是由某一诱发事件本身直接引起的,而是由经历这一事件的个体对诱发事件的看法、认知和解释所引起的。也就是说,人们对客观事物的思维和认知是决定人们情绪反应和行为的关键,不同的信念导致了不同的情绪表达。由此,Ellis 提出了理性情绪疗法(rational-emotive therapy, RET)的治疗模式。

RET 治疗模式的主旨在于改变患者的信念,帮助患者改变不合理的信念,代之以合理的信念,从而趋向主动的、积极的情绪。在治疗过程中,治疗者要在恰当的时候与患者展开辩论。

（1）心理诊断阶段

要了解患者目前的心理和情绪反应，判断患者的合理信念是什么，不合理信念是什么。例如，有很多患者因疼痛惧怕肢体的康复锻炼，导致锻炼的时间不够，这即可归纳为患者的不合理信念。

（2）领悟和修通阶段

和患者一起分析和认识其不良情绪和心理反应、行为表现，进而分析其不合理信念是什么，与患者展开辩论，让患者自己通过认知的改变，认识到不合理信念才是心理问题的罪魁祸首，必须改变认知并以合理的信念代替。

（3）再教育阶段

帮助患者继续摆脱不合理的信念，逐渐学会以合理的思维方式分析问题、处理问题，只有改变其思维方式才能一劳永逸。

3.心理作业治疗

心理作业治疗又称支持作业治疗，是指通过作业活动和（或）作业宣教改善患者心理状态的一种疗法。除给患者以精神的支持外，也可以利用木工、皮革工艺等发出难听的声音、带有敲打动作的作业活动来减轻患者的不安与烦恼，或给患者提供一个发泄情绪的途径。还可以通过作业宣教让患者正视问题，积极参与康复训练。

第四章　康复指导

第一节　日常生活及活动指导

人工髋关节置换是解除髋关节疾患患者的病痛、纠正畸形、恢复功能的一种行之有效的治疗方法，而康复训练指导是保证治疗成功的重要因素。人工髋关节置换术患者一般术后2~3周就可以出院，而术后肢体功能恢复却需要较长时间，一般为6~12个月。为了促进人工髋关节置换术后患者的顺利康复、减少并发症，从而提高术后的生活质量，特制定以下日常生活及活动指导。

一、上床、下床指导

1. 扶助行器上床

扶助行器上床具体方法见图4-1~6：

（1）双手扶助行器站于床旁，术肢在前，健肢在后（图4-1~2）。

（2）伸直术肢，屈曲健肢，坐于床旁（图4-3）。

（3）慢慢用双手将术肢平移至床上（图4-4）。

（4）用双肘支起上身，健肢再上（图4-5）。

（5）继续伸直术肢，利用双手与健肢逐渐挪动身体至床中部，取平卧位躺下（图4-6）。

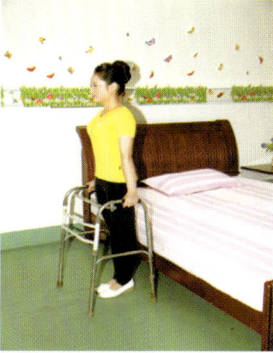

图 4 – 1

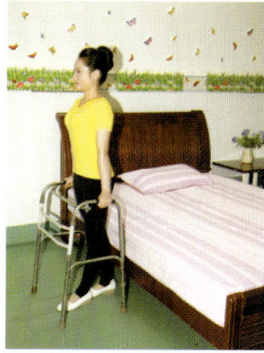

图 4 – 2

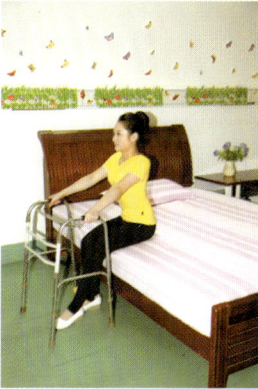

图 4 – 3

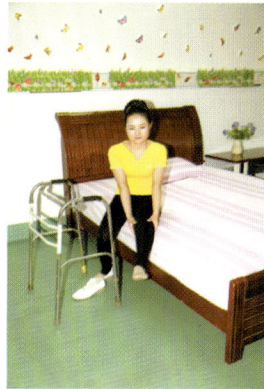

图 4 – 4

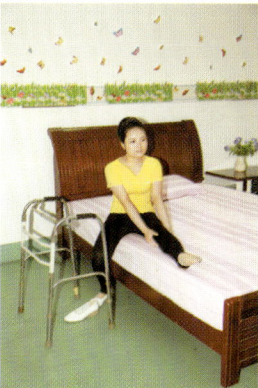

图 4 – 5

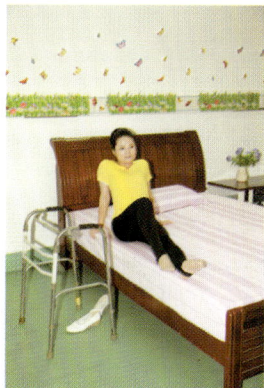

图 4 – 6

图 4 – 1~6　扶助行器上床的方法

2.扶拐杖上床

扶拐杖上床具体方法见图4－7～12：

（1）扶拐杖行至床旁，术肢在前，健肢在后（图4－7～8）。

（2）伸直术肢，屈曲健肢，坐于床旁，将拐杖放在床旁（图4－9）。

（3）用双肘支起上身，健肢再上（图4－10）。

（4）慢慢用双手将术肢平移至床上（图4－11）。

（5）继续伸直术肢，利用双手与健肢逐渐挪动身体至床中部，取平卧位躺下（图4－12）。

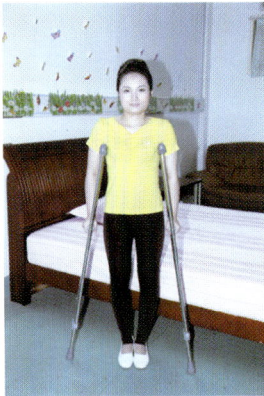

图4－7

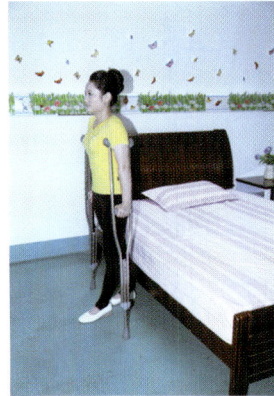

图4－8

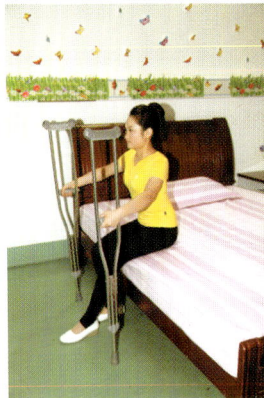

图4－9

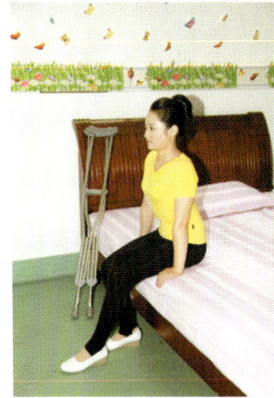

图4－10

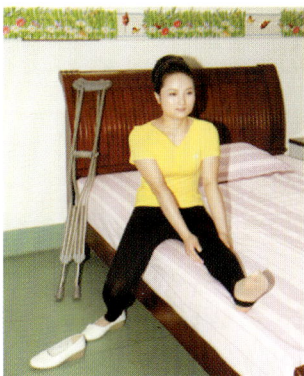

图4-11

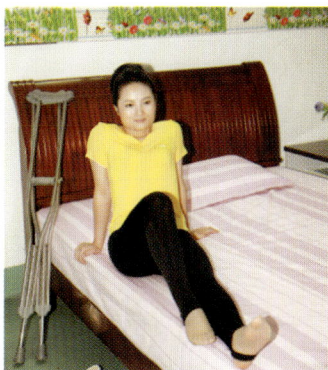

图4-12

图4-7~12 扶拐杖上床的方法

3. 扶助行器下床

扶助行器下床具体方法见图4-13~18:

(1)屈曲健侧下肢,伸直术肢,用双肘支起上身半坐起(图4-13)。

(2)利用双手及健侧下肢将臀部与术肢向床旁移动,继续伸直术侧下肢(图4-14)。

(3)逐渐挪动身体坐于床旁,健肢先着地后,术肢再着地(图4-15)。

(4)挺直上身,双手握紧助行器扶手,缓慢站起(图4-16~18)。

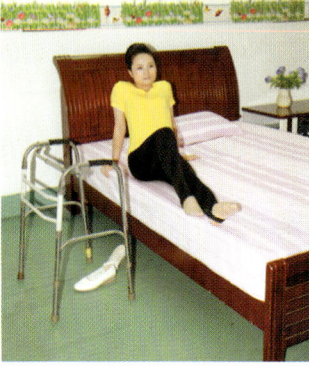
图 4 – 13

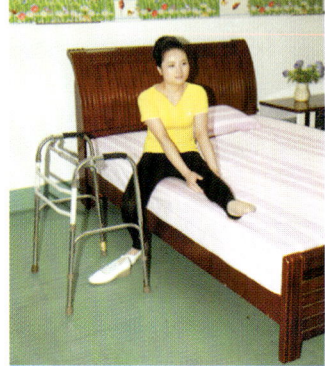
图 4 – 14

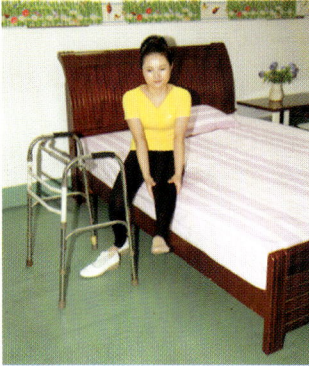
图 4 – 15

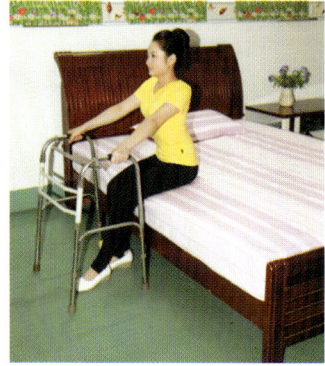
图 4 – 16

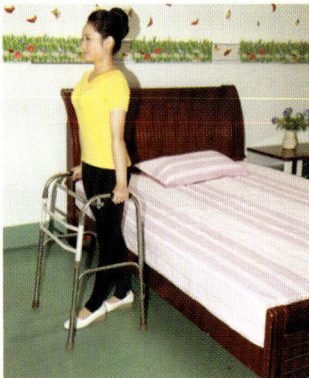
图 4 – 17

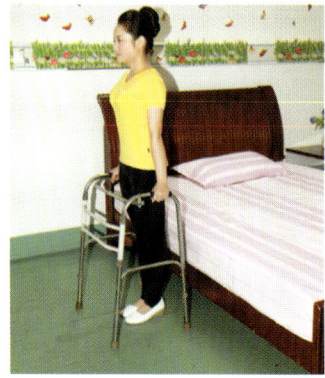
图 4 – 18

图 4 – 13 ~ 18　扶助行器下床的方法

4.利用拐杖下床

利用拐杖下床具体方法见图4－19～24：

(1)屈曲健侧下肢，伸直术肢，用双肘支起上身半坐起(图4－19)。

(2)利用双手及健侧下肢将臀部与术肢向床旁移动，继续伸直术侧下肢(图4－20)。

(3)逐渐挪动身体坐于床旁，健肢先着地后，术肢再着地(图4－21)。

(4)挺直上身，再拄拐杖缓慢站起(图4－22～24)。

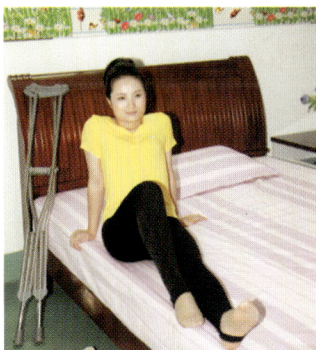

图4－19

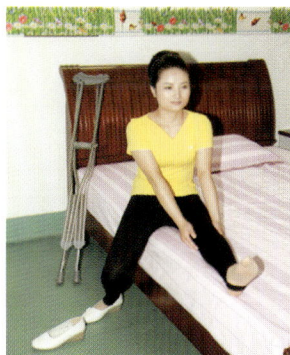

图4－20

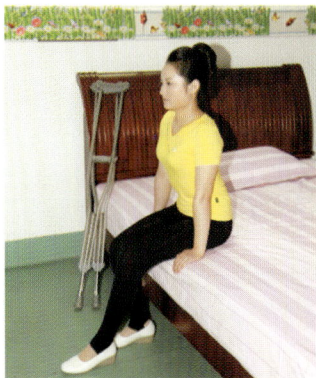

图4－21

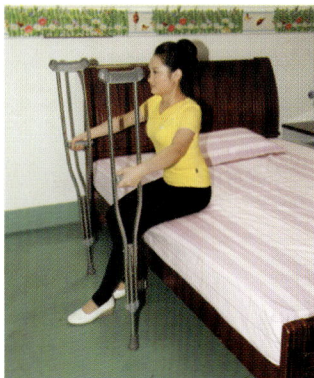

图4－22

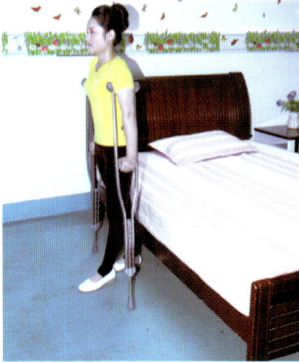

图 4 - 23

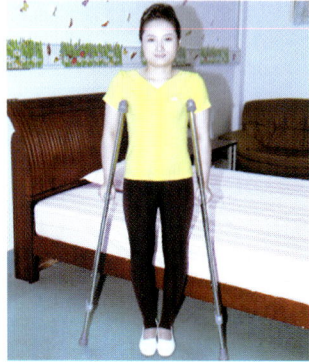

图 4 - 24

图 4 - 19 ~ 24　扶拐杖下床的方法

二、卧位指导

术后 3 个月内以平卧为主，不宜侧卧入睡，每天俯卧 2 ~ 3 次，每次约 10 分钟，以防屈髋肌挛缩。

1. 平卧指导

平卧时在两腿之间夹三角垫或软枕，以保持术肢外展，避免下肢内收、内旋，禁止交叠双腿（图 4 - 25）。

2. 正确的翻身方法指导

翻身时两腿间需夹软枕，向术侧翻身时，要伸直术侧髋关节，保持旋转中立位（图 4 - 26）；向健侧翻身时，健肢在下略弯曲，术肢在上，伸直术侧髋关节（图 4 - 27）。

3. 术后 3 个月后卧位指导

可侧卧入睡，如需侧卧位时，宜取健侧卧位，两腿间夹软枕（图 4 - 28）。

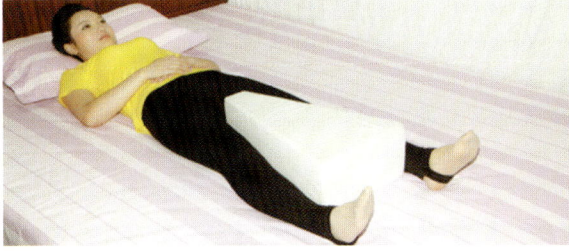

图 4 - 25　平卧

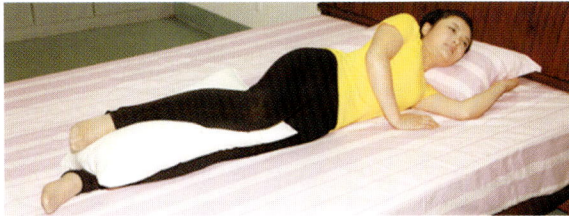

图 4 - 26　向术侧翻身

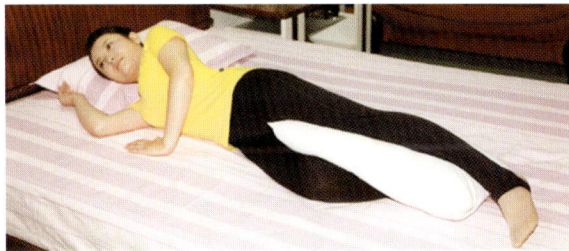

图 4 - 27　向健侧翻身

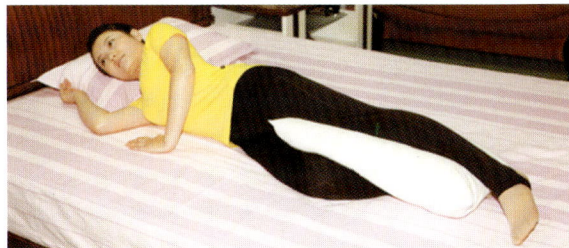

图 4 - 28　正确的侧卧方法

三、从站位到坐位的转移方法指导

1. 利用助行器从站位到坐位的转移

利用助行器从站位到坐位的转移具体方法见图 4 – 29 ~ 34：

（1）准备一把带扶手的高座椅，放在身体的后面（图 4 – 29）。

（2）术肢在前，健肢在后（图 4 – 30）。

（3）侧身将一侧的手从助行器扶手转移到椅子的扶手上（图 4 – 31）。

（4）将另一侧手也转移到椅子的扶手上，利用健肢和双手的力量支撑身体，患侧腿不负重（图 4 – 32）。

（5）先弯曲健侧腿，双手扶住椅子的扶手，身体缓慢坐下（图 4 – 33）。

（6）双手扶在扶手上，身体向后靠，术肢向前伸直，保持膝关节低于或者等于髋关节的高度（图 4 – 34）。

注意：在此过程中避免术肢负重。

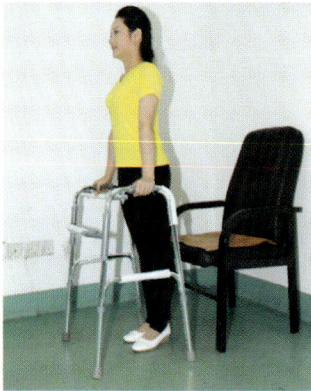

图 4 – 29

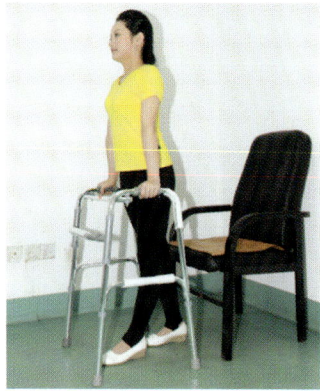

图 4 – 30

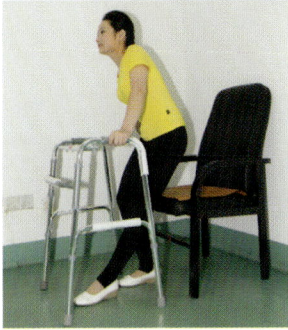

图 4 – 31

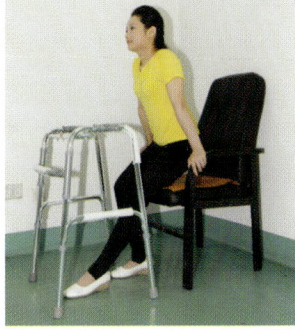

图 4 – 32

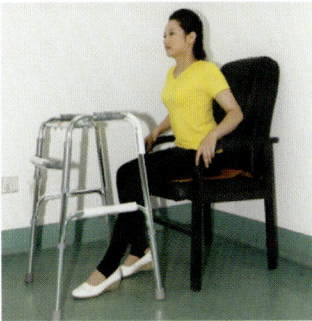

图 4 – 33

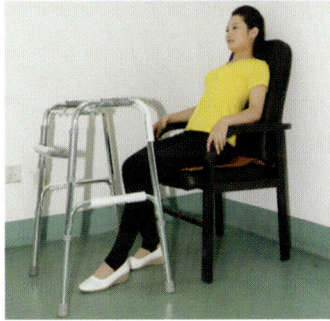

图 4 – 34

图 4 – 29 ~ 34　利用助行器从站位到坐位转移的方法

2. 利用拐杖从站位到坐位的转移

利用拐杖从站位到坐位的转移具体方法见图 4 – 35 ~ 41：

（1）准备一把带扶手的高座椅，放在身体的后面（图 4 – 35）。

（2）术肢在前，健肢在后（图 4 – 36）。

（3）侧身将一侧的手从拐杖转移到椅子的扶手上（图 4 – 37）。

（4）将双拐放于一侧，利用健肢和双手的力量支撑身体（图 4 – 38）。

（5）先弯曲健肢，向后滑动，身体缓慢坐下（图 4 – 39）。

（6）双手扶在扶手上，身体向后靠，术肢向前伸直，保持膝关节低于或者等于髋关节的高度（图 4 – 40 ~ 41）。

注意：在此过程中避免术肢负重。

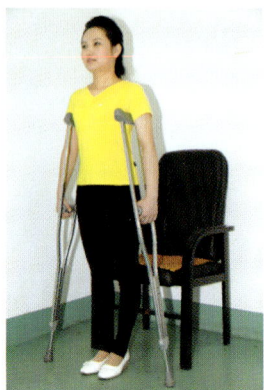

图 4 – 35

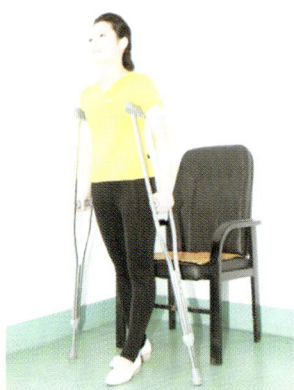

图 4 – 36

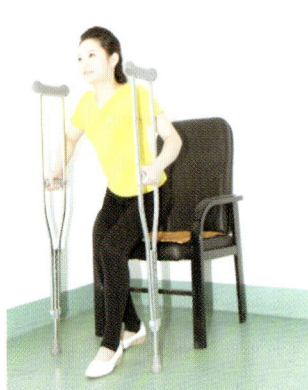

图 4 – 37

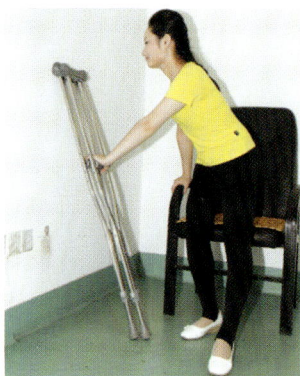

图 4 – 38

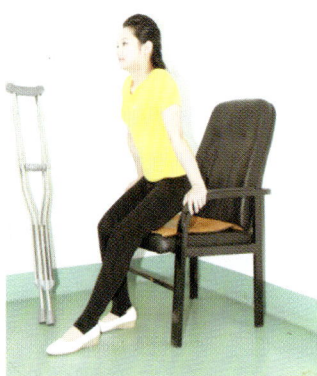

图 4 – 39

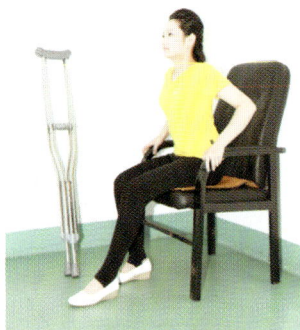

图 4 – 40

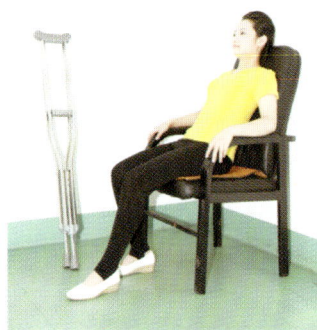

图 4 – 41

图 4 – 35 ~ 41　利用拐杖从站位到坐位的转移方法

3.坐位注意事项

术后6周内，以躺、站为主，坐的时间不宜过长，每次半小时，否则容易使髋关节疲劳，髋关节屈曲畸形也得不到很好的矫正。不宜坐过于低的椅子、沙发或矮凳，不能交叉腿、盘腿。

四、从坐位到站位的转移方法指导

1.利用助行器从坐位到站位的转移

利用助行器从坐位到站位的转移具体方法见图4-42～47：

（1）端坐在带扶手的椅子上，双足着地（图4-42）。

（2）双手放在扶手上，身体向前倾，重心前移（图4-43）。

（3）术肢向前挪动半步（图4-44）。

（4）利用健侧下肢和双手的力量站起，同时保持身体平衡（图4-45）。

（5）将与术肢同侧的手从椅子的扶手转移到助行器（图4-46）。

（6）将另一侧手也转移到助行器上，健肢向前移半步，同时保持身体平衡。站立时健肢完全负重，术肢可不负重着地（图4-47）。

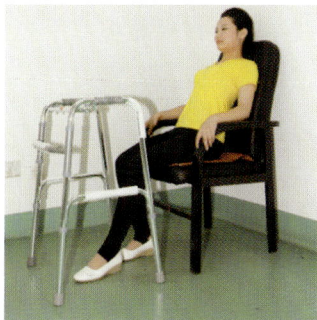

图4-42

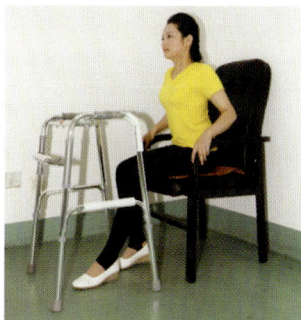

图4-43

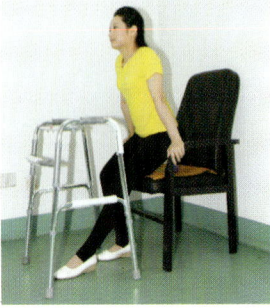

图 4 – 44

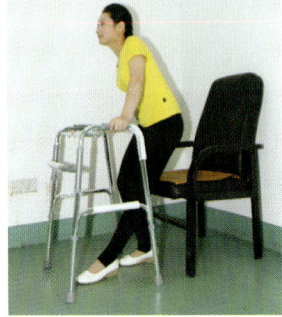

图 4 – 45

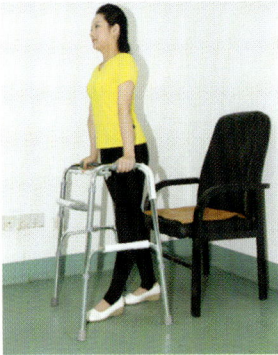

图 4 – 46

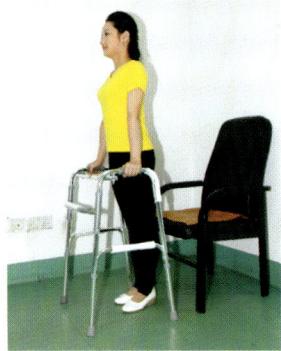

图 4 – 47

图 4 – 42 ~ 47　利用助行器从坐位到站位转移的方法

2. 利用拐杖从坐位到站位的转移

利用拐杖从坐位到站位的转移具体方法见图4 – 48 ~ 54：

（1）双手放于椅子的扶手上，术肢在前，健肢在后，拐杖靠在双手容易触及的地方（图4 – 48）。

（2）身体前倾（图4 – 49）。

（3）利用双手和健侧下肢的力量缓慢站立（图4 – 50）。注意，在此过程中保持身体平衡，以防跌倒。

（4）一手从椅子的扶手转移到拐杖上，再将另一只手也转移到拐杖上（图4 – 51 ~ 52）。

（5）将健肢向前迈半步，与术肢平齐（图4 – 53 ~ 54）。

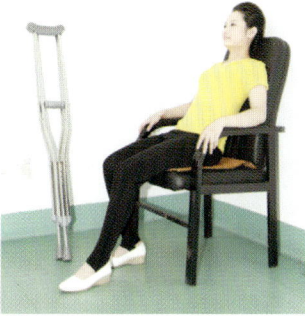
图 4 - 48

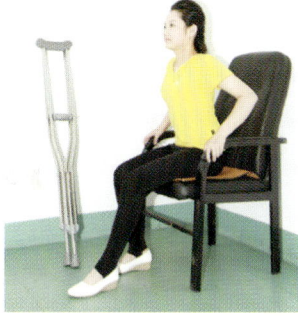
图 4 - 49

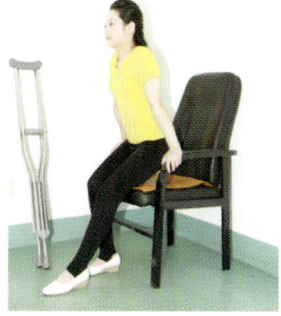
图 4 - 50

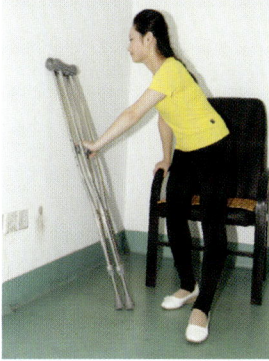
图 4 - 51

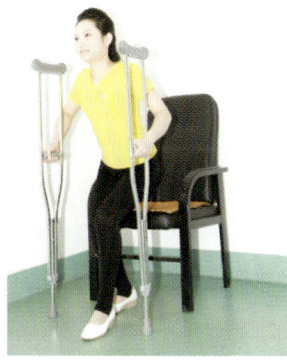
图 4 - 52

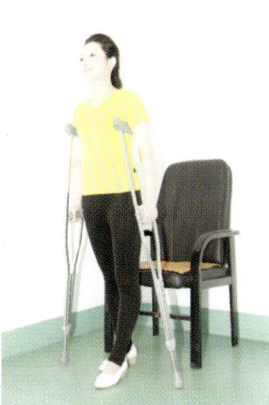
图 4 - 53

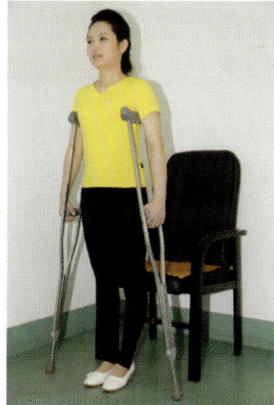
图 4 - 54

图 4 - 48 ~ 54　利用拐杖从坐位到站位的转移方法

五、步行练习指导

人工髋关节置换术后，早期下地行走时，必须要借助助行器，以减少术肢负重，否则可能引起假体松动，甚至会造成髋臼或股骨干的骨折。

步行训练遵循的原则是：可先从助行器逐渐过渡到拐杖，再过渡到手杖，最后弃拐步行。

负重方式：术肢由部分负重逐渐过渡到全负重。

1.使用助行器步行训练方法

（1）使用助行器三点步行

具体方法见图4-55~58：

①用双手分别握住助行器两侧的扶手（图4-55）。

②提起助行器使之向前移动约20厘米处，双手用力支撑身体重量（图4-56）。

③迈出术肢（图4-57），（根据手术日期、假体的材质、假体固定方式以及手术医生的要求，决定患者负重多少）。

④健肢跟进，如此反复进行（图4-58）。

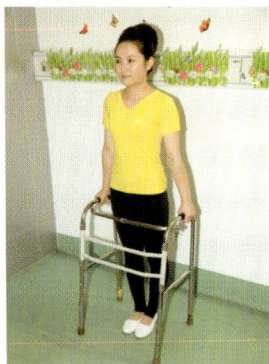

图4-55

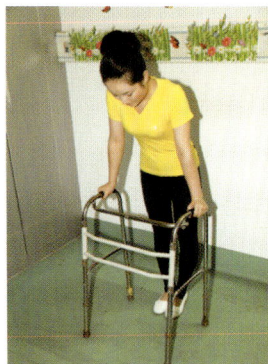

图4-56

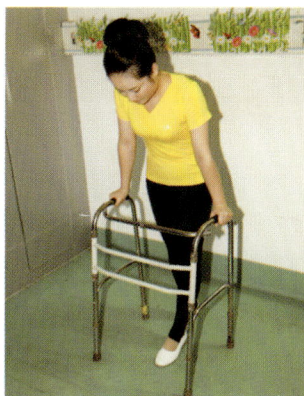

图 4 - 57

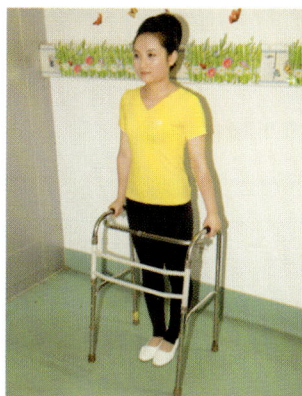

图 4 - 58

图 4 - 55 ~ 58　使用助行器三点步行方法

（2）使用助行器两点步行

术肢与助行器同时向前，之后再健肢跟进（图 4 - 59 ~ 60）。

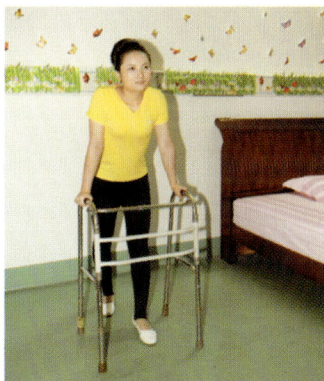

图 4 - 59

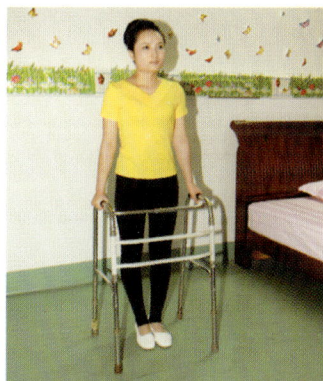

图 4 - 60

图 4 - 59 ~ 60　使用助行器两点步行

（3）使用助行器行走过程中的注意事项：

①将助行器放置在前方约 20 厘米处，用双手握紧助行器。

②注意不要碰到助行器腿。

③提起助行器(如果助行器没有轮子),确定放稳所有助行器四条腿后,方可再次迈向前方。

2.使用拐杖步行训练方法

人工髋关节置换术后,使用双拐减重行走时,多采用四点步行、三点步行和两点步行。

(1)使用拐杖四点步行

它是一种稳定性好、安全而缓慢的步行方式,每次仅移动一个点,始终保持四个点在地面,适用于双侧人工髋关节置换术后的患者。具体方法见图4-61~64:

①先出左拐(图4-61)。

②接着出右足(图4-62)。

③再接着出右拐(图4-63)。

④然后出左足,如此反复进行(图4-64)。

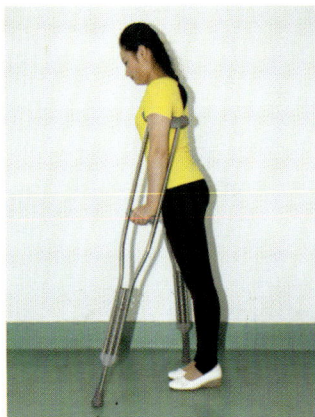

图4-61

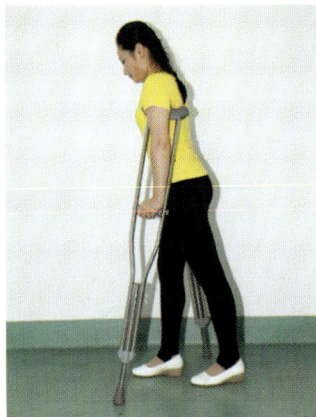

图4-62

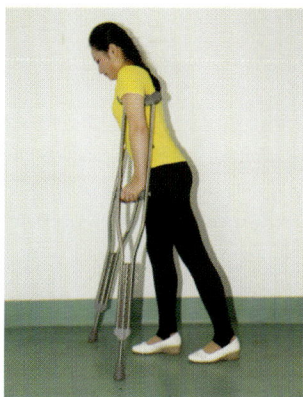

图 4 – 63

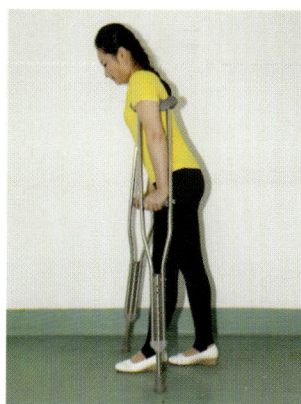

图 4 – 64

图 4 – 61 ~ 64　使用拐杖四点步行

（2）使用拐杖三点步行

它是一种快速移动、稳定性良好的步态。具体方法见图 4 – 65 ~ 68：

①扶双拐站稳，先伸出双拐至前方约 20 厘米处（图 4 – 65 ~ 66）。

②再使术肢向前，置于两拐连线之后方（图 4 – 67）。

③健肢待双拐及术肢稳定支撑后，再向前跨步跟进（图 4 – 68）。如此反复进行。适用于单侧人工髋关节置换术后患者。

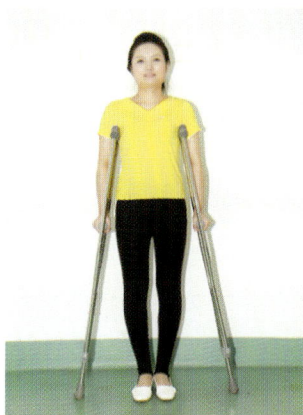

图 4 – 65

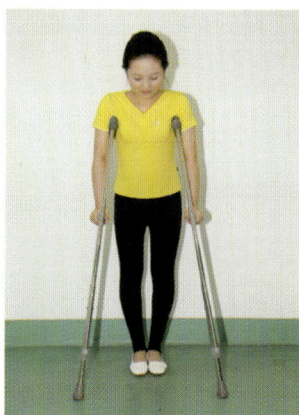

图 4 – 66

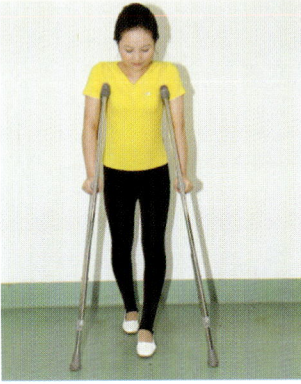
图 4 - 67

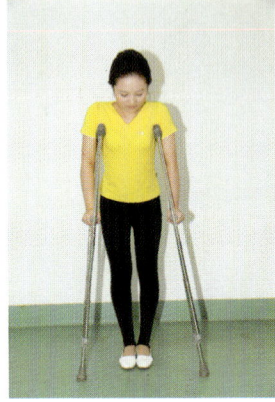
图 4 - 68

图 4 - 65 ~ 68　使用拐杖三点步行

（3）使用拐杖两点步行

使用拐杖两点步行是一种与正常步态基本接近，步行速度较快的训练方法，具体方法见图 4 - 69 ~ 70：

①拐杖与术肢同时伸出，为第一着地点（图 4 - 69）。

②然后健肢再向前跟进，作为第二着地点（图 4 - 70）。如此反复进行。适用于单侧人工髋关节置换术后患者。

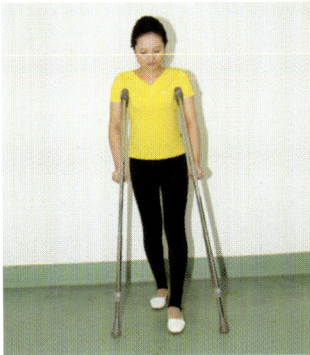
图 4 - 69

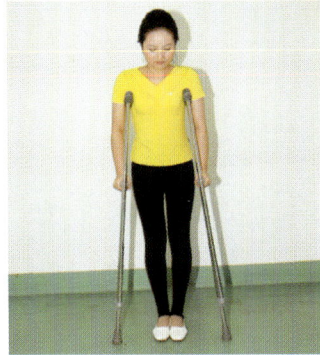
图 4 - 70

图 4 - 69 ~ 70　使用拐杖两点步行

（4）使用拐杖练习行走过程中的注意事项：

①体质衰弱和平衡能力差、容易摔倒者，不宜使用拐杖，可用轮椅。

②使用拐杖前，应先检查拐杖各部件的安全性能，并调整拐杖至适当高度，一般以拐杖顶部距腋下两横指高度为宜。

③刚开始时使用拐杖必须有人帮助，扶拐步行时术肢仅为触地式部分负重。

④拐杖的顶端用软垫包裹（图4-71），以减少对腋窝的直接压力和摩擦；拐杖的底端应配橡胶装置防滑（图4-72）。

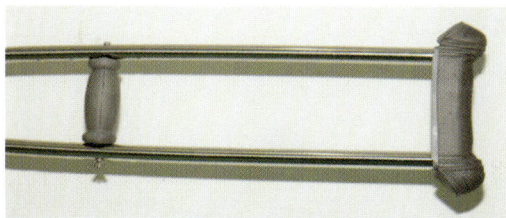

图4-71　拐杖的顶端用软垫包裹

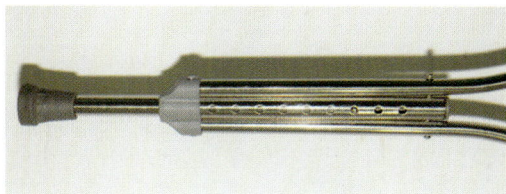

图4-72　拐杖的底端配橡胶垫

⑤在练习行走过程中，双拐勿太靠后以免重心不稳。

⑥站立时足跟尽可能贴近地面，膝关节始终伸直，保持挺胸伸腰位。

⑦行走时术侧迈小步，对侧迈大步。

⑧避免在湿滑的、不平整、不光滑的路面行走。

3.使用手杖辅助步行训练方法

可改用手杖步行的前提是：第一，是能在手杖的帮助下，有足够的支撑力完成步行中静止期术肢的负重；第二，是术侧股四头肌能完成渐进抗阻力至少在8千克以上。手杖辅助行走训练方法包括三点步行和两点步行。

（1）手杖辅助行走三点步行

具体方法见图4-73~75。

①手杖要在健侧使用，使用手杖时，先伸出手杖（图4-73）。

②再迈出术肢（图4-74）。

③最后迈出健肢跟上，如此反复进行（图4-75）。

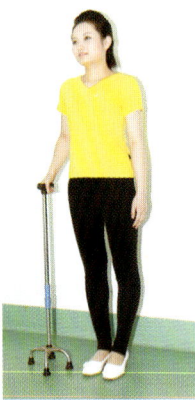 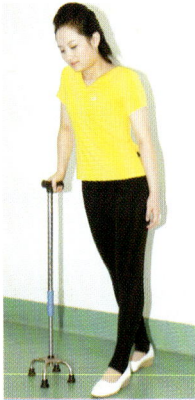 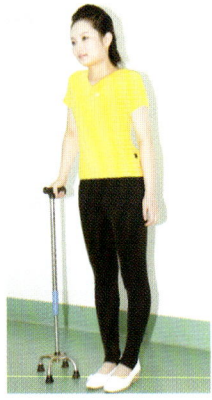

图4-73　　　　　　　　　　图4-74　　　　　　　　　　图4-75

图4-73~75　使用手杖辅助三点步行训练方法

（2）手杖辅助行走两点步行

具体方法见图4-76~77。

①手杖和术肢同时伸出并支撑体重（图4-76）。

②再迈出健肢，手杖与术肢作为一点，健肢作为一点，交替支撑体重，如此反复进行（图4-77）。

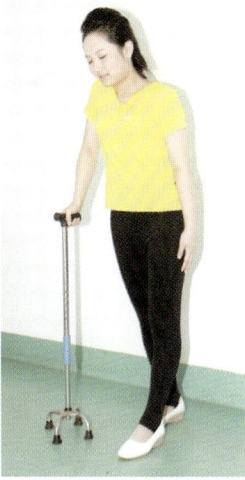

图 4 - 76

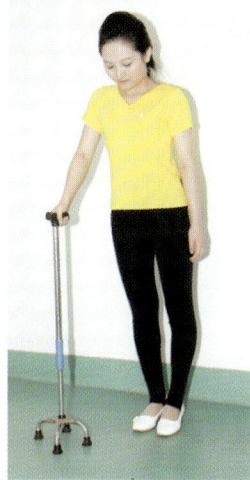

图 4 - 77

图 4 - 76 ~ 77　使用手杖辅助两点步行训练方法

六、上、下楼梯训练指导

上、下楼梯训练时要求"好上坏下"：即上楼梯时健肢先迈上台阶，下楼梯时术肢先下。一般先从 10 厘米高的台阶开始训练，并逐渐增加台阶的高度与上下台阶次数。

1. 利用助行器下楼梯

利用助行器下楼梯具体方法见图 4 - 78 ~ 82：

（1）将助行器折叠好，一手扶楼梯栏杆，一手提助行器（图 4 - 78 ~ 79）。

（2）一手将助行器提起并放在下一台阶上（图 4 - 80）。

（3）迈术肢至下一台阶（图 4 - 81）。

（4）健肢跟着下台阶（图 4 - 82）。

（5）如此反复进行，下楼梯至最后一级台阶时，打开折叠的助行器，平稳地放置在平地上。

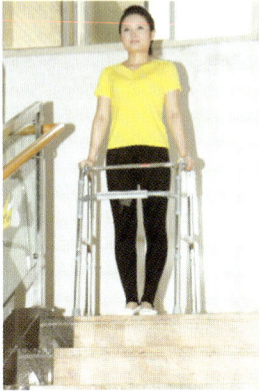

图 4 – 78

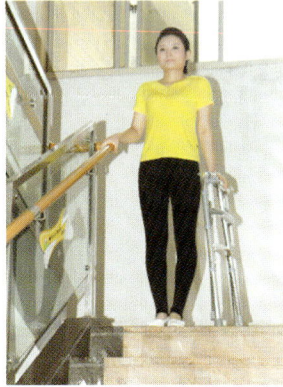

图 4 – 79

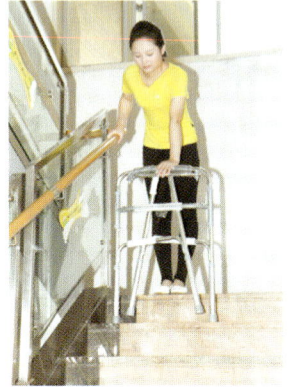

图 4 – 80

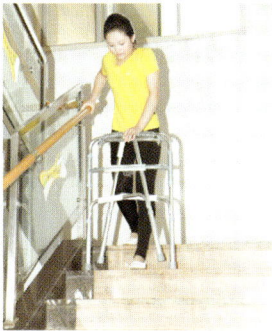

图 4 – 81

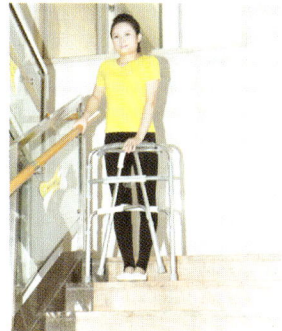

图 4 – 82

图 4 – 78 ~ 82　利用助行器下楼梯方法

2. 利用拐杖下楼梯

利用拐杖下楼梯具体方法见图 4 – 83 ~ 86：

（1）将身体重量移至健肢，保持自己身体平衡（图 4 – 83）。

（2）将双拐放于下一台阶的前方边缘（图 4 – 84）。

（3）迈术肢到下一台阶（图 4 – 85）。

（4）将健肢迈到下一台阶，停留一会儿，保持身体平衡（图 4 – 86）。重复以上步骤即可。

注意：下楼梯时坚持"术肢先下，健肢后下"的原则。

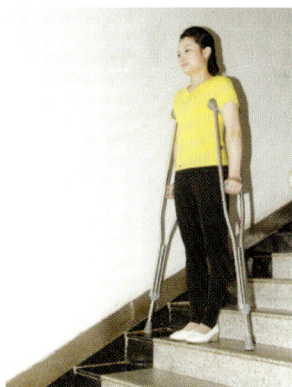

图 4 – 83

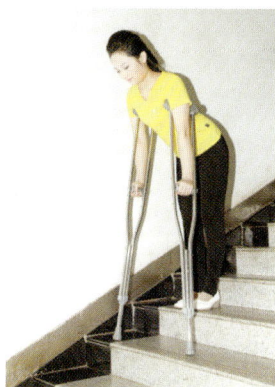

图 4 – 84

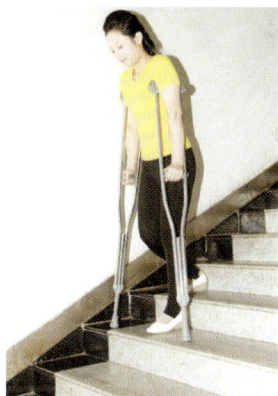

图 4 – 85

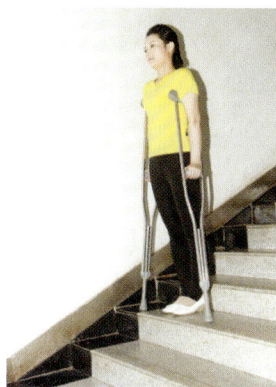

图 4 – 86

图 4 – 83 ~ 86 利用拐杖下楼梯方法

3. 利用助行器上楼梯

利用助行器上楼梯具体方法见图 4 – 87 ~ 91：

（1）将助行器折叠好，一手扶楼梯栏杆，一手提助行器（图 4 – 87 ~ 88）。

（2）一手将助行器提起放在上一级台阶，身体向前倾（图 4 – 89）。

（3）迈健肢至上一台阶（图 4 – 90）。

（4）然后术肢跟上（图 4 – 91）。重复以上步骤即可。

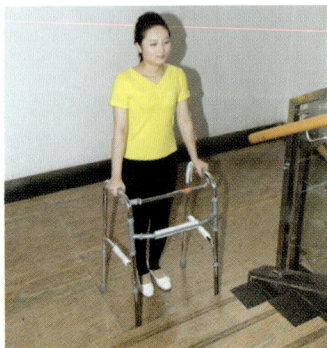

图 4 – 87

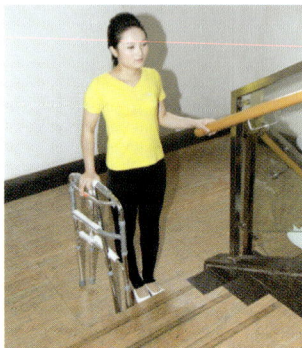

图 4 – 88

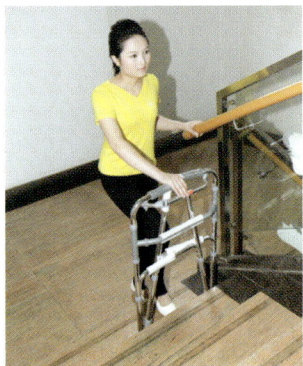

图 4 – 89

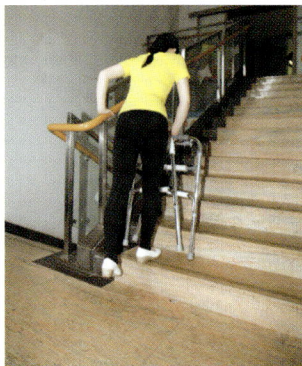

图 4 – 90

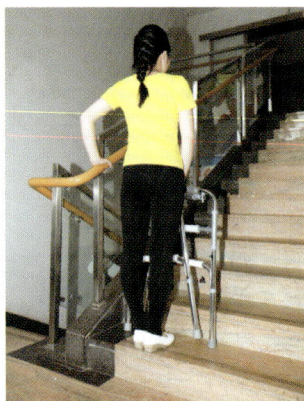

图 4 – 91

图 4 –87 ~91　利用助行器上楼梯方法

4.利用拐杖上楼梯

利用拐杖上楼梯具体方法见图4－92～95：

（1）拄双拐站立于楼梯前，要求双足距离第一步台阶20～30厘米远（图4－92）。

（2）迈出健肢至上一台阶（图4－93）。

（3）将双拐及术肢同时跟至上一台阶，同时将身体重量转移至双拐，停留一会，将自己的身体保持平衡（图4－94～95）。重复以上步骤即可。

注意：上楼梯时坚持"健肢先上，术肢后上"的原则。

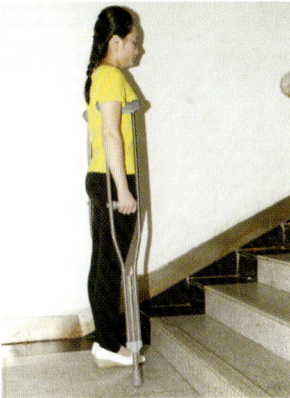

图4－92

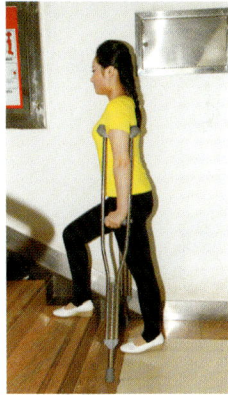

图4－93

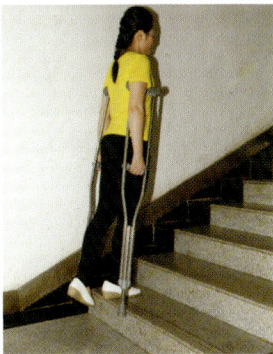

图4－94

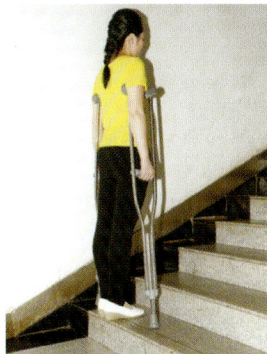

图4－95

图4－92～95　利用拐杖上楼梯方法

七、取物、拾物指导

常用的物品应放在容易拿到的地方，术后早期，床头柜应放在手术侧，避免向对侧取物（图4-96），也不要急速转身或者伸手取身后的东西。患者术后3个月内不要弯腰捡地上的东西，拾东西时健肢弯曲，健侧膝关节和髋关节屈曲，术侧髋关节伸直，膝部跪地（图4-97）。防止在拿取物品时出现下蹲或踮起脚尖的动作（图4-98）。

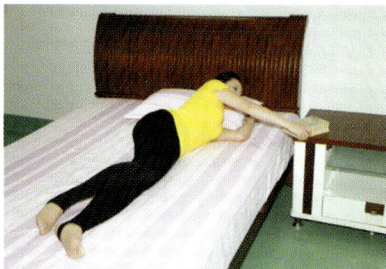

图4-96　术后早期取物方法

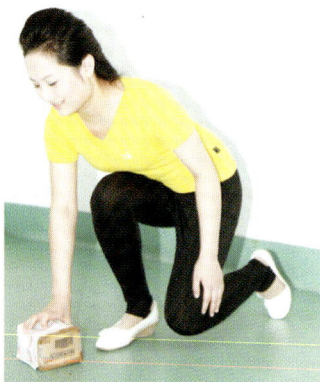

图4-97　正确的拾物方法

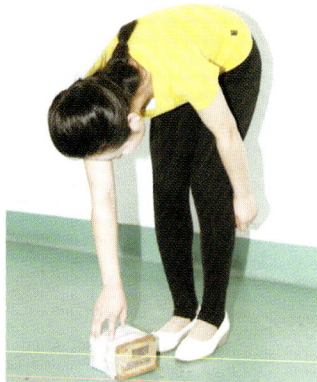

图4-98　错误的拾物方法

八、穿衣裤指导

患者穿衣不受影响。穿裤时，可先将宽松的裤子放于地面，用长柄钩将裤头拉上，先穿术肢，后穿健肢（图4-99~图4-101）。

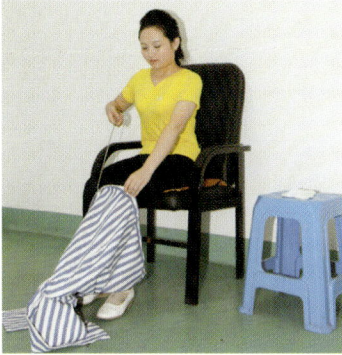

图 4 - 99　长柄钩拉裤头

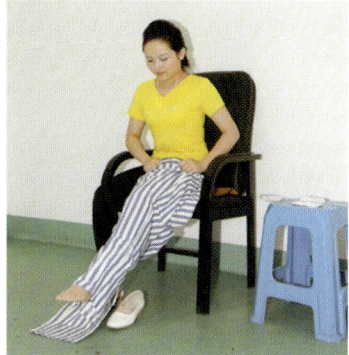

图 4 - 100　先穿术侧肢

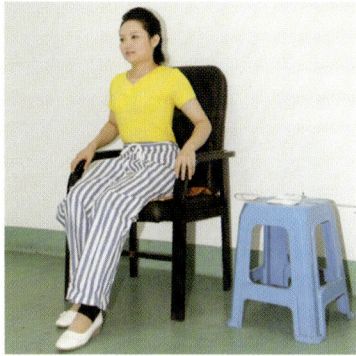

图 4 - 101　后穿好健侧肢

图 4 - 98 ~ 101　正确的穿裤方法

脱裤时先脱健肢，后脱术肢(图 4 - 102)。

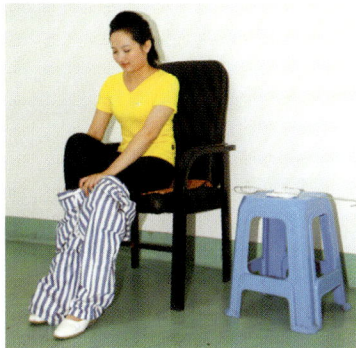

图 4 - 102　正确的脱裤方法

九、穿鞋袜指导

1. 穿袜指导

穿袜指导见图 4 − 103 ～ 图 4 − 105。首先坐在床沿或高座椅上，双足着地，伸直健侧下肢，术侧髋关节外展、外旋，膝关节屈曲（图 4 − 103），用足跟沿健侧小腿下前方向近端滑动（图 4 − 104），然后适当弯腰，伸手穿袜（图 4 − 105）。也可借助长柄夹子协助穿袜。

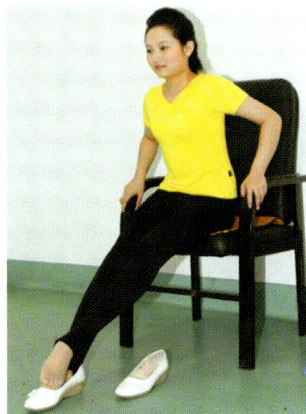

图 4 − 103

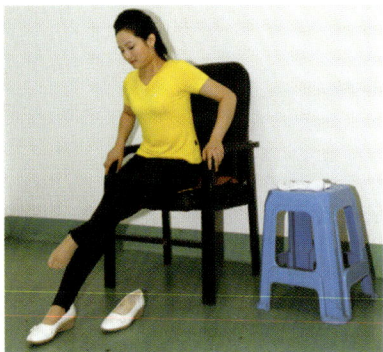

图 4 − 104

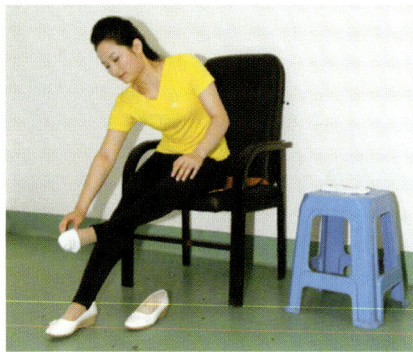

图 4 − 105

图 4 − 103 ～ 105　正确的穿袜方法

2. 穿鞋指导

穿鞋指导见图 4 − 106 ～ 图 4 − 107。首先坐在高座椅上，双足着地，然后将术肢后屈，从后穿上鞋。也可用长柄鞋拔子从内侧将鞋提起协助穿上。

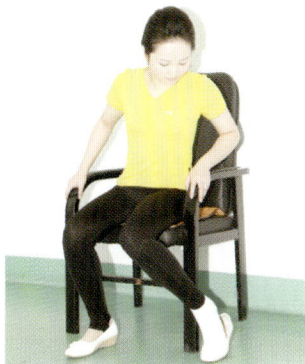

图 4 - 106　术肢后屈　　　　　　图 4 - 107　从后穿鞋

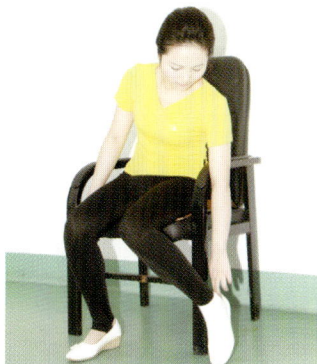

图 4 - 106 ~ 107　正确的穿袜方法

3. 穿鞋袜注意事项

术后早期切忌不能弯腰亲自穿脱鞋袜，需请他人帮忙。术后 6 ~ 8 周开始练习自行穿鞋袜，应选择不系带的防滑平跟松紧鞋，不宜穿高跟鞋或鞋底过滑的拖鞋。

十、入厕指导

入厕时使用较高的坐便器，身体向后靠，术侧腿向前伸，膝关节低于髋部（图 4 - 108）。

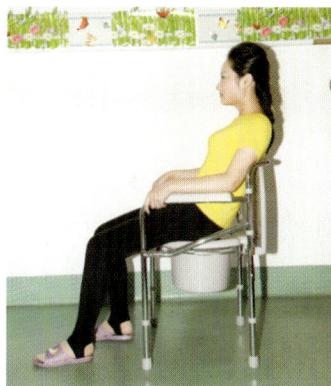

图 4 - 108　正确的如厕姿势

十一、沐浴指导

伤口愈合后，可进行淋浴。在恢复期间，沐浴要在搀扶下进行，不要在浴盆内洗澡，建议淋浴，但不能站立淋浴，因站着淋浴有一定的危险。故淋浴时可坐一个高凳子，喷头为一个可移动的手持喷头，并准备一个长柄的淋浴海绵，以便能接触到下肢和足部。

十二、性生活指导

人工关节置换可以使患者提高生活质量，当然也包括性生活。绝大部分接受髋关节置换术后的患者都能够享有愉悦和安全的性生活。髋关节疾患的患者在手术前因为髋关节的疼痛、僵硬严重影响了性生活质量，而在髋关节置换术后，髋关节的疼痛消失，活动灵活。然而，对于置换的人工髋关节的适应需要数周的时间。一般来说，髋关节置换术后8周左右开始性生活比较安全。术后6~8周，手术切口以及髋关节周围的肌肉已经愈合，但这个时间段的个体差异较大。如果恢复很快，感觉不到髋关节疼痛的话，也可以较早开始性生活。

髋关节置换术后的日常活动必须小心谨慎，性生活也不例外。一般来说，尽量避免髋关节的过度屈曲、内收、内旋，防止术侧下肢极度外展，并避免术侧腿受压，防止脱位。

大多数患者(包括男性患者和女性患者)，在髋关节置换术后性生活时，都喜欢采用被动体位，也就是患者在下位，此体位比较省力，活动量小。随着关节愈合，你可以采取积极主动的体位，几个月后，即可采用其他舒适的体位。

十三、乘车指导

当髋关节置换术后已基本康复的患者需乘汽车时，进入汽车时健肢先进入，术肢后进入，坐在车中时保持身体向后靠，腿向前伸，屈髋不大于90°(图4-109~111)。下车时，按相反的顺序进行。乘坐私家车时，应先把前座椅子推后，并把靠背后倾，然后身体慢慢向后移进去，健侧下肢先上车，再把术侧肢体放入前面腰骶部加以靠枕支撑，保持身体后倾，屈髋大于90°的坐姿。下车时，按相反的顺序进行。乘车方式见图4-109~111。

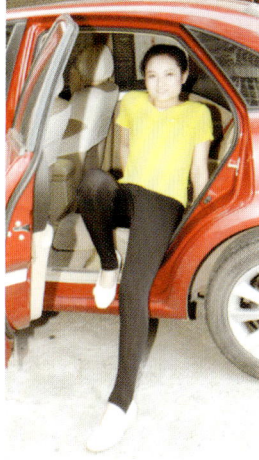

图 4 – 109 健肢先进入

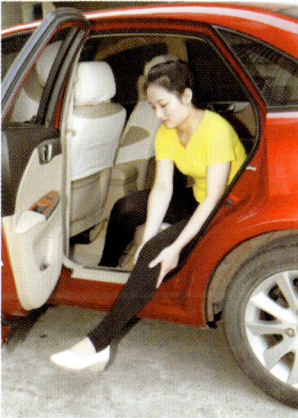

图 4 – 110 术肢伸直再进入

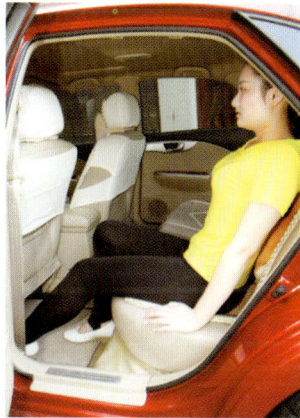

图 4 – 111 车内坐姿

第二节 功能锻炼指导

人工髋关节置换术后患者的康复是一个长期过程，需要持之以恒地改善关节功能。精湛的手术技巧只有结合科学系统的术后康复训练才能获得理想的康复效果。因此，为人工髋关节置换术后患者提供规范化的功能锻炼指导甚是重要。主要指导内容如下：

一、术后 3~4 周功能锻炼指导

术后 3~4 周的功能锻炼主要以恢复肌力和关节活动度训练为主，主要包括：小腿前后侧肌肉群锻炼、股四头肌锻炼、臀肌锻炼、臀部抬高练习、仰卧位空踩自行车训练、蹬车练习、贴床屈伸膝髋关节练习、仰卧位内外旋转练习、坐位伸髋练习、坐位屈髋练习、坐位旋转练习、立位伸髋练习、立位屈髋练习、立位髋关节外展练习、立位髋关节旋转练习、伦巴练习等。

1. 小腿前后侧肌肉群锻炼

取仰卧位，伸直双下肢，将双足用力往上钩（图 4-112），感觉小腿后侧肌肉被绷紧了，再维持 10 秒，接着放松数秒；然后双下肢伸直，双足尖用力往下踩（图 4-113），再维持 10 秒，接着放松数秒。重复上述动作 30 个，每日 3~4 次，此动作可锻炼小腿前后肌肉群。

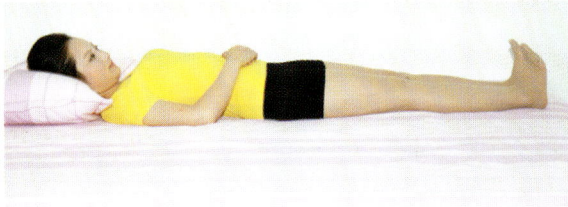

图 4-112 小腿前后侧肌肉群锻炼

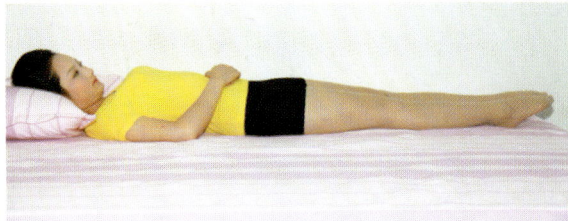

图 4-113 小腿前后侧肌肉群锻炼

2. 股四头肌锻炼

取仰卧位，在踝关节下垫一枕头，绷紧大腿前侧肌肉，膝关节尽量伸直，并用力将膝关节压向床的方向，保持这种姿势5～10秒，然后放松数秒（图4－114）。重复上述动作30个，每日3～4次。

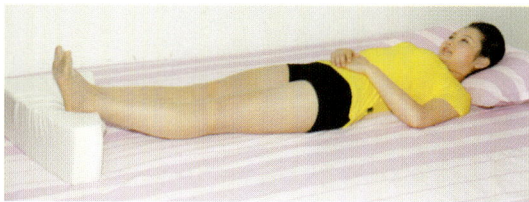

图4－114　股四头肌锻炼

3. 臀肌锻炼

取仰卧位，伸直双下肢，在踝关节下垫一枕头，收紧臀部，感觉臀部有夹紧感为止，再维持5～10秒，然后放松。重复上述动作30个，每日3～4次。

4. 臀部抬高练习

仰卧位，双下肢屈曲，双足、双肘部、枕部用力支撑于床面，臀部抬离床面（图4－115）。此动作可锻炼腰背肌，牵伸髋关节前侧软组织。每日3次，每次10～15个动作。

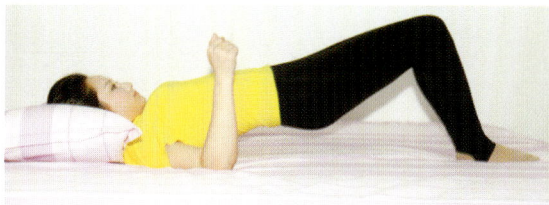

图4－115　臀部抬高练习

5.仰卧位空踩自行车训练

患者在仰卧位下做双下肢空踩自行车活动（图 4 – 116），术侧髋屈曲度数要严格控制在 90°以内（图 4 – 117），一般每日 3 ~ 5 次，每次 5 ~ 10 分钟。

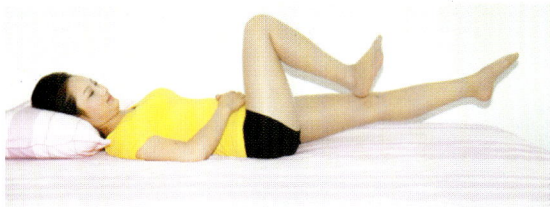

图 4 – 116　仰卧位空踩自行车训练

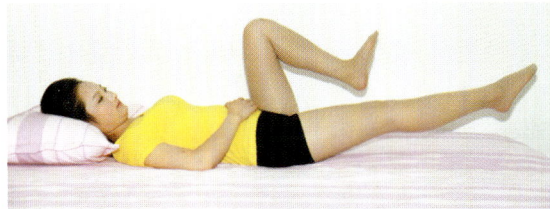

图 4 – 117　仰卧位空踩自行车训练时术侧髋应 90°内

6.蹬车练习

术后 2 ~ 3 周开始蹬车练习，开始时稍用力，6 ~ 8 周后逐渐加快。以骑 10 ~ 15 分钟出现疲劳感为宜。上车方法：手握车把中央，一手撑坐垫，术侧负重，健侧横跨踩住车蹬。上车后，将术侧肢蹬车置于最低点，身体前倾，双膝并拢或分开练习。

7.贴床屈伸膝、髋关节练习

仰卧位，双腿伸直，术侧肢足跟缓慢滑向臀部，弯曲膝关节，注意屈髋 <90°，并使足底不离开床面，维持 5 秒，再缓慢伸直（图 4 – 118）。注意：不要使膝关节向两侧摆动，重复上述动作 30 ~ 40 个，每日 3 次。

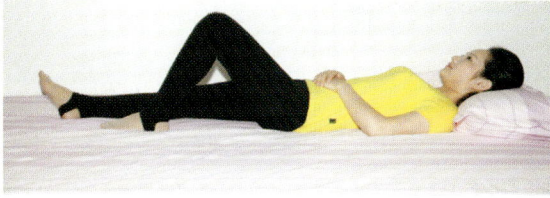

图 4 - 118　贴床屈伸膝、髋关节练习

8. 仰卧位内外旋转练习

仰卧位，双下肢伸直，双足分开与肩同宽，内外旋转下肢（图 4 - 119 ~ 图 4 - 120）。此动作可锻炼髋外旋及内旋肌群。每日 3 次，每次 10 ~ 15 个动作。

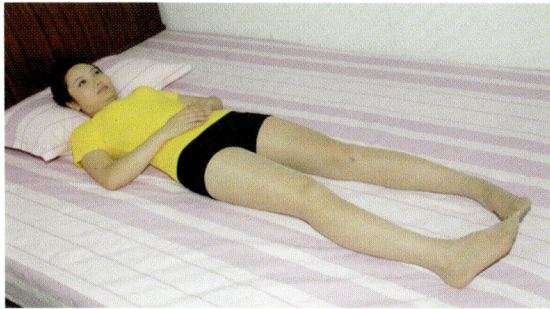

图 4 - 119　仰卧位内旋转下肢练习

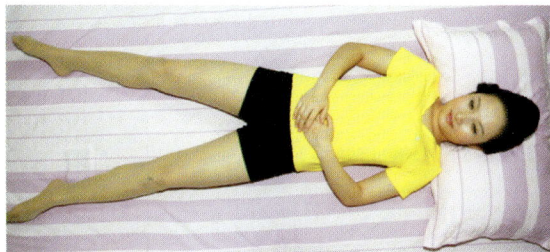

图 4 - 120　仰卧位外旋转下肢练习

9. 坐位练习

（1）伸髋练习

靠于床旁，双手向后用力撑于床面，主动伸直膝、髋关节，维持数秒（图4－121）。重复练习上述动作10～20个，每日3次。

（2）坐位辅助屈髋练习

坐于床旁，髋关节适当外展，并置于旋转中立位，弯腰，双手辅助抬高术肢屈髋达90°（图4－122）。反复练习上述动作10～20个，每日3次。此动作可增加髋关节屈曲范围，并锻炼髂腰肌。

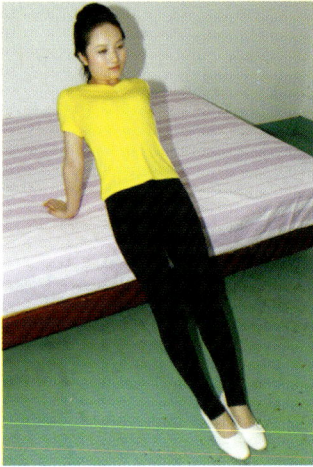

图4－121　坐位伸髋练习

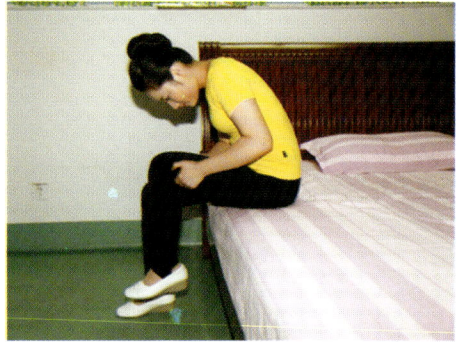

图4－122　坐位辅助屈髋练习

（3）坐位旋转练习

坐于床旁，双足分开，双膝合拢，练习髋关节内旋（图4－123），髋关节半屈位不稳定者，避免做此动作。反之，双膝分开，练习髋关节外旋（图4－124）。反复练习上述动作10～20个，每日3次。

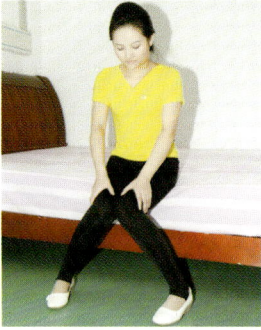

图 4 - 123　坐位髋关节内旋练习

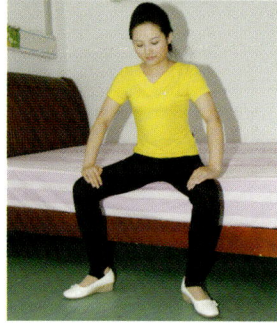

图 4 - 124　坐位髋关节外旋练习

10. 立位练习

（1）立位伸髋练习

双手扶拐或床栏站立,后伸术侧下肢,半屈健侧膝髋关节,抬头挺胸,前倾骨盆（图 4 - 125）。此动作可拉伸髋关节前关节囊和挛缩的屈髋肌群,一般每日3 次,每次 10 ~ 20 个动作。

（2）立位屈髋练习

双手扶拐站立,健侧单腿站立,身体纵轴与地面保持垂直,将术肢置于高15 ~ 20 cm 的脚垫上,使术肢屈膝屈髋,屈髋以 90°为限（图 4 - 126）,此动作可加强髂腰肌肌力训练。一般每日 3 ~ 5 次,每次 10 ~ 15 分钟。

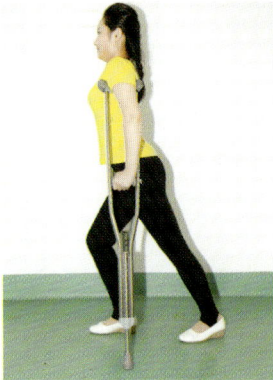

图 4 - 125　立位伸髋练习

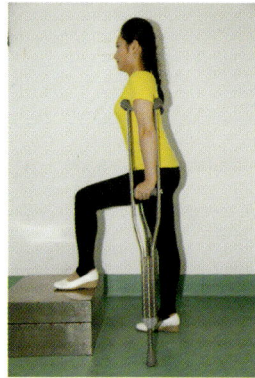

图 4 - 126　立位屈髋练习

（3）立位髋关节外展练习

站立位，双手抓住约 1 米高的栏杆或床栏，保持身体平衡，术侧肢外展约 40°，维持数秒，再回到身体的中立位（图 4 – 127）。反复练习上述动作 15 ~ 20 个，每日 3 ~ 4 次。此动作可加强臀外展肌肌力训练。

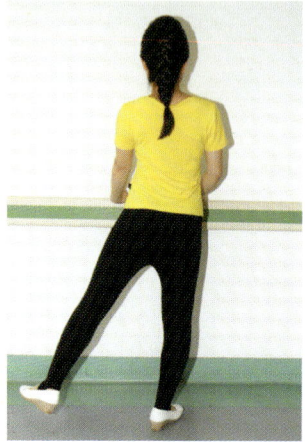

（4）立位髋关节旋转练习

双手扶拐站立，固定术侧下肢，健侧下肢前后移动，使术侧髋关节内旋、外旋

图 4 – 127　立位髋关节外展练习

（图 4 – 128 ~ 图 4 – 129）。反复练习上述动作 15 ~ 20 个，每日 3 ~ 4 次。

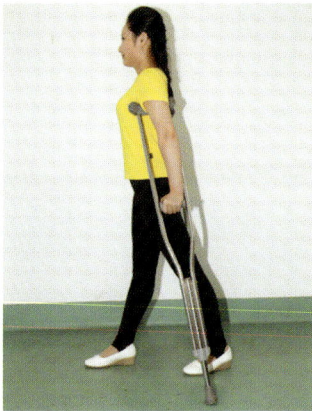

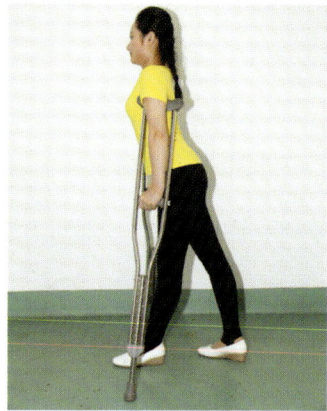

图 4 – 128 ~ 129　　立位髋关节旋转练习

（5）伦巴练习

双手扶拐站立，伸直双下肢，左右摆动骨盆，使髋关节交替外展、内收（图 4 – 130 ~ 图 4 – 132）。反复练习上述动作 15 ~ 20 个，每日 3 ~ 4 次。

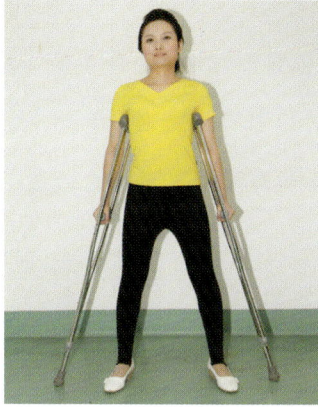

图 4 - 130 伸直双下肢

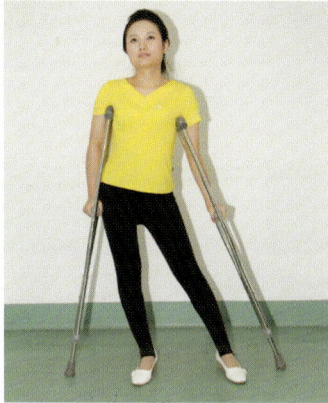

图 4 - 131 向右摆动骨盆

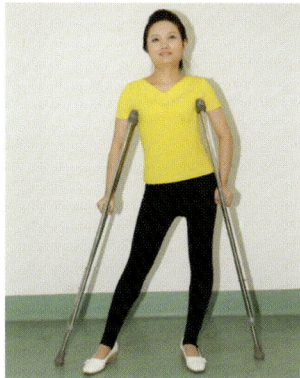

图 4 - 132 向左摆动骨盆

图 4 - 130 ~ 132 伦巴练习

（6）内外翻畸形矫正练习

健侧下肢垫高，术侧下肢直接踩地，可使术侧下肢处于外展位（图4-133），用于术前有髋关节内收畸形的患者。反之，垫高术侧下肢，健侧下肢直接踩地（图4-134），可矫正术前有髋关节外展畸形的患者。反复练习上述动作15~20个，每日3~4次。

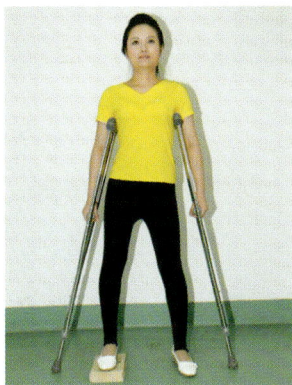

图4-133　术前有髋关节内收畸形矫正练习　　　图4-134　术前有髋关节外展畸形矫正练习

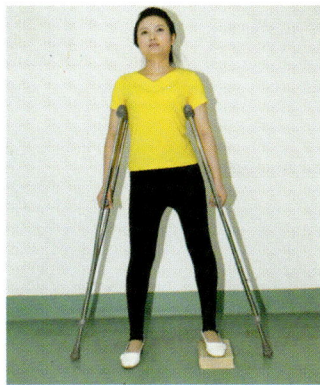

11.步行训练

内容详见日常生活、活动训练指导的步行训练章节。

12.上楼梯、下楼梯训练

内容详见日常生活、活动训练指导的上楼梯、下楼梯训练章节。

13.自理能力训练

鼓励患者在床上进行力所能及的自理活动，如洗脸、梳头、更衣、进食等。离床活动后即训练站立状态下的活动。以增进食欲，改善自理质量，增强自信，促进功能康复。

二、术后 5 ~ 8 周功能锻炼指导

术后 5 ~ 8 周的功能锻炼重点是增强特定肌肉的肌力训练，继续训练关节活动度，逐渐改善关节的活动范围，并进行步态平衡锻炼及指导患者恢复日常活动能力。主要包括：俯卧伸展练习、侧俯卧外展练习、跪位伸展练习、仰卧位直腿抬高练习、髋外展肌训练、站立平衡练习、继续踩自行车练习、进一步提高步行能力训练等。

1. 俯卧伸展练习

取俯卧位，健侧下肢伸直，术侧下肢屈膝达 90°，维持数秒，然后将大腿抬离床面，伸展髋关节、伸直膝关节，使小腿抬离床面约 10 厘米，维持数秒，放松术侧下肢（图 4 - 135 ~ 图 4 - 136）。反复练习上述动作 15 ~ 20 个，每日 3 ~ 4 次，可同时加强臀大肌与腘绳肌肌力。

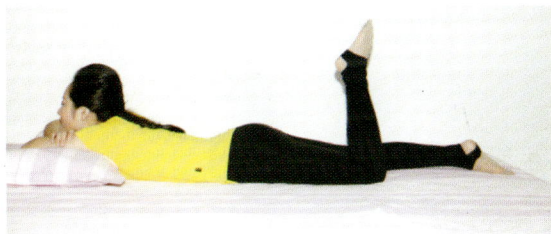

图 4 - 135

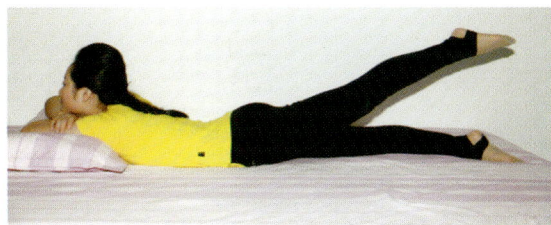

图 4 - 136

图 4 - 135 ~ 图 4 - 136　俯卧伸展练习

2. 侧俯卧下肢外展练习

取侧俯卧位,身体与床面呈 60°,外展髋关节 30°~40°(图 4 – 137),以锻炼臀中肌、臀小肌力量。反复练习上述动作 15~20 个,每日 3~4 次。

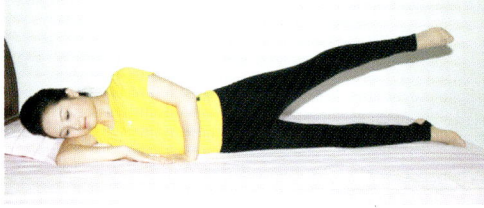

图 4 – 137　侧俯卧位术侧下肢外展练习

3. 跪位下肢伸展练习

取跪位,双手支撑于床面、健侧膝部跪于床面,术侧下肢后伸,再缓慢屈曲膝关节呈 90°,维持数秒,术侧下肢再后伸(图 4 – 138~139),反复此动作 10~20 个,每日 3~4 次。

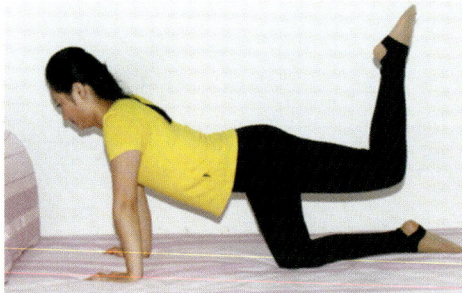

图 4 – 138

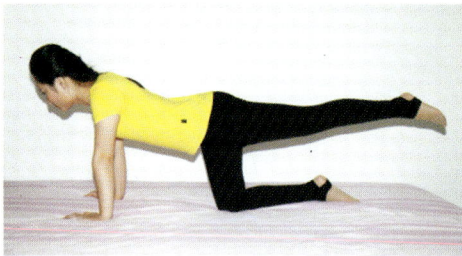

图 4 – 139

图 4 – 138~139　跪位下肢伸展练习

4.仰卧位直腿抬高练习

取仰卧位,双下肢伸直,收紧大腿肌肉,尽量伸直膝关节,用力抬高足部,使其离床15～20厘米,维持5～10秒钟,然后缓慢放下(图4－140),此动作重复20～30个,每日3次。注意:6～8周后,在肌力足够的情况下,可开始做此训练。

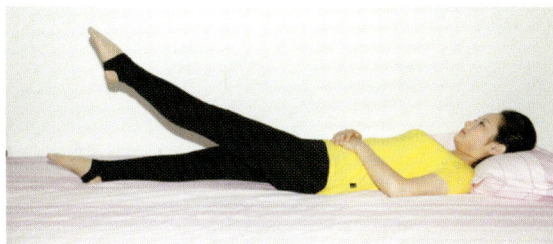

图4－140 仰卧位直腿抬高练习

5.髋外展肌训练

取站立位,双手扶住床头栏杆或拐杖,伸直双下肢,术肢由中立位向外侧伸展,外展以40°为限,再回到身体的中立位(图4－141)。在练习过程中可逐渐增加阻力:术侧下肢向外展时,由治疗师或亲属在患腿外侧适当施加阻力,以提高外展肌群的肌力。训练的次数和外加阻力的大小可根据自身的情况调整。注意:术侧下肢应一直保持伸直,保证膝关节和足趾向外。反复此动作20～30个,每日3～4次。

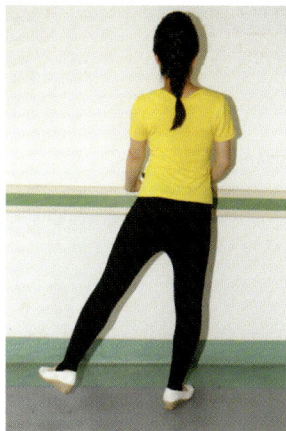

图4－141 髋外展肌训练

6.站立平衡练习

双腿站立，开始时用健侧双手指支撑于桌面保持身体平衡(图 4 - 142)，然后术侧下肢单腿站立，并逐渐减少双手指的用力(图 4 - 143)，最终双手指完全离开桌面，能用术侧下肢单腿站立 1 分钟(图 4 - 144)，且对侧骨盆不下沉。每日做这种练习 10 ~ 15 次，每次 1 ~ 2 分钟。

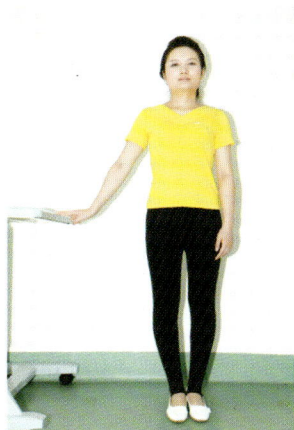

图 4 - 142　双腿站立，用健侧双手指支撑于桌面

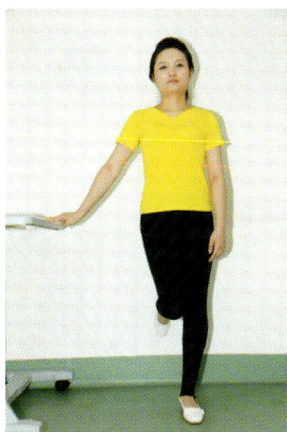

图 4 - 143　术侧下肢单腿站立，逐渐减少双指用力　　图 4 - 144　双手指完全离开桌面术侧下肢单腿站立

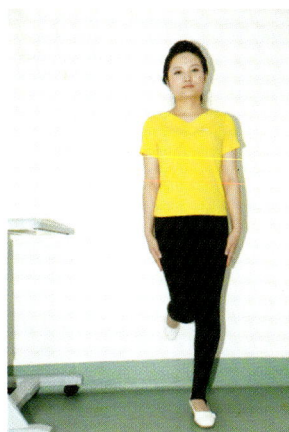

图 4 - 142 ~ 图 4 - 144　站立平衡练习

7.继续踩自行车练习

术后 6～8 周继续踩自行车练习,并且逐渐加快速度,时间持续 10～15 分钟以上,以出现疲劳感为宜。注意:比前阶段踩自行车的座位适当调低高度。

8.进一步提高步行能力训练

使用助行器辅助步行者,此阶段的步行训练可从助行器逐渐过渡到扶拐杖步行。使用拐杖步行者,当锻炼到以下两点时,可改用手杖步行:一是能在手杖的帮助下,有足够的支撑力完成步行中静止期术侧下肢的负重;二是术侧股四头肌能完成渐进抗阻力至少在 8 千克以上(即股四头肌锻炼时,沙袋负荷达 8 千克仍能完成直腿抬高运动)。在此阶段,扶拐步行时术侧下肢仅为触地式部分负重。

骨水泥固定型术后 6 周后逐渐由扶双腋杖行走改单腋杖,10 周后可渐弃拐行走(非骨水泥固定型术后 4 至 6 周逐渐训练部分负重下扶双腋杖行走,术后 12 周开始改用单拐行走)。

9.穿鞋袜训练

行人工髋关节置换术后 6～8 周,可开始进行穿鞋袜训练。具体方法:

坐在床沿或高座椅上,双足着地,伸直健侧下肢,术侧髋关节外展、外旋,膝关节屈曲,用足跟沿健侧小腿下前方向近端滑动,然后适当弯腰,伸手穿袜。穿鞋时将术侧下肢后屈,从后穿上。

三、术后 9～12 周功能锻炼指导

术后 9～12 周的功能锻炼重点是提高肌肉的整体力量,并继续上阶段的康复训练,使人工髋关节的功能进一步改善。

除继续前面阶段的康复训练项目外,增加的训练项目主要有:渐进抗阻练习、抗阻力的直腿抬高练习、屈髋屈膝下蹲练习、进行户外活动等。

1. 渐进抗阻练习

患者坐于床旁，双下肢自然下垂，在术侧下肢踝关节处增加重约 2.5 千克的沙袋（图 4－145），主动伸直抬高术侧下肢，维持 5～10 秒钟（图 4－146），从而使得股四头肌收缩时阻力增加，提高肌力。此动作在确认自己能主动完成直腿抬高练习的情况下方可练习。沙袋的重量一般从 2.5 千克开始，可根据自己情况逐渐增加。

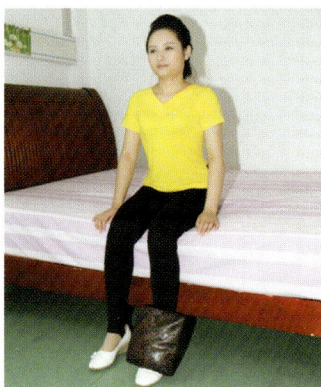

图 4－145　术侧肢踝部加沙袋渐进抗阻练习　　　　图 4－146　将有沙袋的术侧肢伸直抬高

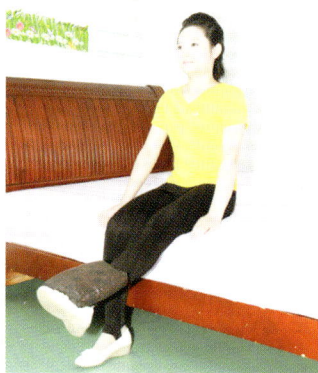

图 4－145～图 4－146　　渐进抗阻练习

2. 抗阻力的直腿抬高练习

取仰卧位，双下肢伸直，收紧大腿肌肉，在小腿上加重约 2.5～5 千克的沙袋，尽量伸直膝关节，用力抬高足部，使其离床 15～20 厘米，保持 5～10 秒钟，然后缓慢放下（图 4－147），重复 20～30 次，每日 3 次。此动作增加了直腿抬高时的阻力，可提高肌肉耐力。沙袋的重量一般从 2.5 千克开始，可根据自己情况逐渐增加至 8 千克以上。

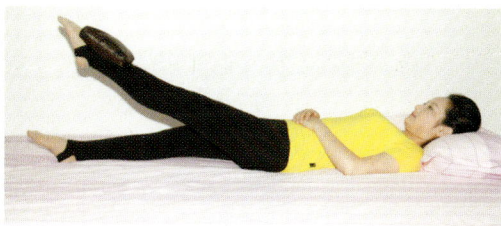

图 4 – 147　抗阻力直腿抬高练习

3.屈髋屈膝下蹲练习

站立位，双手抓住约 1 米高的铁栏杆或床栏，双腿分开，双脚距离比肩稍宽，身体保持直立，勿向前倾，屈膝逐渐下蹲，待感到下蹲困难时，持续数秒，然后站立，松弛数秒后，再下蹲（图 4 – 148）。反复练习 15 ~ 20 个，每日 3 次。注意屈髋角度不大于 90°。

4.户外活动

日常的户外活动，如散步、游泳（仰游），但须注意：第一，要控制好活动量，不宜过大；第二，活动时要保持术侧髋关节外展位；第三，屈髋不宜超过 90°。

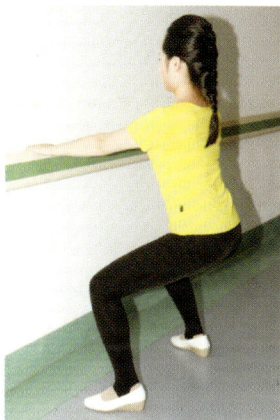

图 4 – 148　屈髋屈膝下蹲练习

四、术后 4 ~ 6 个月功能锻炼指导

术后 4 ~ 6 个月的功能锻炼重点是提高肌肉的耐力，增强关节活动能力、逐渐接近正常功能。重点训练的项目有：继续抗阻力的直腿抬高练习、侧卧位髋关节外展练习、俯卧伸髋练习等。在逐渐提高抗阻力强度的同时，延长锻炼时间，提高肌肉耐力。此阶段可从事力所能及的家务劳动，可参加轻体力的体育项目，如游泳（仰游）、骑车、太极拳等。

第三节　体育活动指导

人工髋关节置换术 12 周后，疼痛感明显减轻，髋关节活动范围明显增加，整体活动能力也明显提高，可进行适当的体育活动。运动项目分为两类：第一类为高撞击强度运动，如乒乓球、慢跑、骑马、手球、举重和重体力劳动。第二类为低撞击强度运动，如游泳、打高尔夫球、打保龄球、滑雪、自行车、休闲性乒乓球等。建议患者术后参加一些低撞击强度的运动项目。

一、推荐的低撞击强度运动项目

推荐的低撞击强度运动项目，如游泳、散步、骑自行车、休闲性乒乓球、打高尔夫球、射击等。

二、谨慎推荐的运动项目

谨慎推荐（患者有经验的情况下可参加）的运动项目，如徒步旅行、滑雪、骑自行车、打保龄球、骑马等。

三、不推荐的运动项目

不推荐的运动项目：体操、慢跑、攀岩、篮球、足球、排球、单人乒乓球、棒球、手球、推铅球、冲浪、滑水、跳高、跳远、爬山、军事演练等。

四、体育活动过程中必须注意的问题

术后体育活动应遵循个性化、渐进性、全面性的原则。在运动过程中不应引起髋部疼痛或明显不适。前 3 个月活动时，应注意保持髋关节屈曲范围不超过

90°，因为假体周围关节囊需要足够的时间成形和愈合。术后第1年，术侧下肢肌力和稳定性尚未完全恢复，在运动过程中应注意安全，避免运动损伤发生。

第四节 饮食指导

人工髋关节置换术后，应该坚持合理的饮食，进食营养丰富容易消化的，含蛋白质、维生素、钙、锌、胶原蛋白、异黄酮、纤维素较多的食物，促进伤口与关节愈合、机体康复。饮食结构以低盐、清淡、低胆固醇和低动物脂肪食物为宜。具体指导如下：

一、进食含蛋白质丰富的食物

食物的蛋白质含量有很大差异，选择含蛋白质丰富的食物是术后患者饮食的重要方面。蛋白质的主要食物来源：畜禽和鱼肉中蛋白质含量为10%～20%，干豆类蛋白质含量约为20%，其中大豆含量可达40%，蛋类含量在12%～14%，奶粉含蛋白质约为20%，鲜奶为3%。谷类的蛋白质含量虽然只有7%～10%，因作为主食，进食量大，也是膳食蛋白质的主要来源。因此，可适量多进食畜禽和鱼肉、蛋类、豆类、奶类等。

二、多食用富含维生素、胡萝卜素的食物

维生素虽不提供能量，也不是构成人体组织的成分，但承担着重要的代谢功能，它们大部分不能在体内合成，或合成的量不能完全满足人体需要，一定要从膳食中获得。人体对维生素的需要量虽很少，但如果缺乏到一定程度，就会出现缺乏症状。

1. 维生素A和胡萝卜素

维生素A也称视黄醇。它可维持上皮组织结构的完整，当维生素A缺乏时，

上皮细胞发生角化，表皮细胞角化使皮肤粗糙、毛囊角化；眼睛角膜干燥容易受细菌侵袭，发生溃疡甚至穿孔。据报道，每年世界各地有数十万学龄前儿童因维生素A缺乏而失明。维生素A构成视觉细胞内的感光物质。缺乏时，人的暗适应能力下降。严重时，在光线较暗处视力模糊，看不清物体，称为夜盲症。维生素A还对机体免疫及骨骼发育有重要作用。

维生素A的主要食物来源是动物肝脏、鱼肝油、全奶、禽蛋等；胡萝卜素的良好来源是黄绿色蔬菜，如菠菜、西兰花、空心菜、胡萝卜以及水果中的芒果、杏、柿等。

2. 维生素C

维生素C又称抗坏血酸，其生理功能是促进体内胶原的合成，维持血管的正常功能，促进伤口愈合。维生素C是强还原剂，具有抗氧化作用，它能促进铁的吸收，阻断亚硝胺在体内的形成，因而具有防癌作用。维生素C还能提高机体的免疫功能。维生素C缺乏时会出现牙龈肿胀出血、皮下出血、伤口不易愈合等。

蔬菜和水果几乎是膳食中维生素C和胡萝卜素的唯一来源，也是叶酸的最主要来源。它们还提供丰富的膳食纤维和钙、磷、钾等矿物质。蔬菜种类繁多，包括植物的叶、茎和花苔，还有茄果、豆荚和蕈藻等。不同的蔬菜中各种营养素的含量却有很大差异。深绿色叶菜，如西兰花、油菜、茴香中胡萝卜素、维生素B_2和钙的含量是茄子、冬瓜、白萝卜中这些营养素含量的几倍或几十倍。柿子椒、苦瓜中维生素C的含量又远高于其他蔬菜。各种新鲜水果都含有维生素C，尤以酸枣、鲜枣、沙棘、刺梨等含量最高。每百克这些鲜果中含维生素C可达数百毫克。水果中的柠檬酸、苹果酸等可刺激消化液的分泌、帮助食物的消化。

三、多食含钙质丰富的食物

钙是人体含量最丰富的矿物质。成年人全身有1.2千克钙，占体重的2%。

钙和磷形成的羟磷灰石是骨矿物质的主要成分，这些无机成分使骨骼具有很大的力学强度。钙还是心肌收缩、神经冲动传导所必需，钙又是凝血辅助因子。当钙摄入不足时，血钙浓度下降，刺激甲状旁腺激素分泌，将骨骼中的钙动员到血液中，使血钙经常保持恒定，以保证重要生理活动的正常进行。但若长期摄钙不足，骨量减低，加速老年人的骨质疏松，容易引起骨折。

含钙质丰富的食物有：乳类和乳制品（牛奶、酸奶、奶酪），大豆、豆制品（豆腐、豆浆），鱼虾、海带、虾皮、紫菜、海鱼、鱼骨粉等水产品。其他食物：蛋黄、排骨汤、藕粉、根茎类的植物、芝麻、山楂等。

四、多食含锌丰富的食物

锌分布在人体所有的组织器官中，体内约有200多种含锌酶和含锌蛋白。例如乳酸氢酶参与糖代谢，碱性磷酸酶参与骨代谢，醇脱氢酶参与乙醇的分解。锌可增强机体的免疫功能。锌与唾液蛋白结合成味觉素，可增进食欲，缺锌可影响味觉和食欲，甚至发生异食癖。锌缺乏可影响胎儿及婴儿的生长发育，使人体性器官发育不全，性功能受损，还可使免疫系统功能退化，降低对疾病的抵抗力。

富含锌的食物有：贝类海产品、红色肉类、动物内脏等，坚果、奶酪及花生等也是锌的良好来源。

五、多食富含胶原蛋白、异黄酮的食物

多食富含蛋白质、钙质、胶原蛋白、异黄酮的食物，可防止骨质疏松，促进软骨的生长及关节滑液的生成，使骨骼、关节更好地进行钙质的代谢。如黑木耳、鸡爪、猪蹄、豆类制品等。

六、多食含膳食纤维丰富的食物

膳食纤维不是一种营养素，是食物中的非营养成分，但其多方面的生理作用

和健康效益深受营养学界的重视。膳食纤维通常应具有下列生理作用之一：

（1）可促进肠蠕动，降低食糜在消化道通过的时间，增加粪便量，保持大便通畅。

（2）促进结肠发酵作用。

（3）降低血总胆固醇和/或低密度脂蛋白胆固醇水平。

（4）降低餐后血糖和/或胰岛素水平。

上述膳食纤维的定义也涵盖了它的健康效益。蔬菜、水果、粗加工的谷类和豆类是膳食纤维含量丰富的食物，应该多食用。

七、多食含硫的食物

多食含硫的食物，如芦笋、鸡蛋、大蒜、洋葱等，有助于钙的吸收。

八、多食含组氨酸的食物

多食含组氨酸的食物，如稻米、小麦和黑麦，有利于清除机体过剩的金属。

九、少吃茄属蔬菜

少吃茄属蔬菜，如西红柿、土豆、茄子、辣椒等，因为其中的生物碱能使关节炎症加重。

十、少吃含胆固醇高的食物

少吃含胆固醇高的食物，如动物的脑子：猪脑、牛脑、羊脑，禽蛋黄（咸鸭蛋黄、鸡蛋黄、鹌鹑蛋黄、皮蛋蛋黄），禽蛋（鹅蛋、鸭蛋、皮蛋、鹌鹑蛋、鸡蛋）和动物的内脏，如动物肝脏、猪肾、猪肺、猪心、猪肚、猪大肠，蟹黄、蟹子、鱼子、墨斗鱼（乌贼）、鱿鱼、蚬、蚶肉、黄油、凤尾鱼、猪舌、猪肥肉、冰淇淋等。

十一、日常饮食中的禁忌

（1）避免暴饮、暴食，每餐不可过饱。

（2）禁止吸烟及饮酒。吸烟和饮酒会加重血管痉挛，影响血供，延迟骨关节愈合。

（3）控制膳食，控制体重。体重越重，平时行走时负重越大，假体承受的压力越大，从而影响人工髋关节假体的使用寿命。

第五章 社会支持

第一节 亲属和朋友支持

人工髋关节置换术后卧床时间长，更需要家庭和亲人的帮助，因此，家庭成员的支持和协助是患者早日康复的重要因素，在访视中把需要注意和配合的有关内容教授于患者亲属，帮助和督促患者进行循序渐进的康复训练，并逐渐形成良好的生活方式，创造一个积极、有利于康复的家庭环境。促进家庭成员间的互动，加强家庭成员间的相互交流、相互理解，提高亲密度和爱心。调动整个家庭的自我保健意识，对于家庭成员来说，使其日常生活质量得以提高，也是最好的健康促进。同时能给患者提供良好的心理疏导，使其情绪稳定，满足其感情、亲情需求，帮助患者以良好的心态对待疾病，树立健康信念，增加战胜疾病的信心，有效提高患者的依从性，进而提高生存质量。

一、解除亲属的思想顾虑

人工髋关节置换术后康复时间长，出院后，如何确保康复过程顺利进行，对整个家庭是个挑战。做好亲属的思想工作，使亲属有心理准备，不能产生厌烦情绪，要有耐心、信心，给患者以关心、支持和鼓励。这样不但能使患者有效地配合治疗和护理，感受到亲情的温暖，而且可使其在精神上、心理上获得安慰，减轻心理负担，使者情绪更加稳定，心理更健康，从而促进康复，达到提高患者生活质量的目的。

二、建立家庭支持评估

评估家庭成员的一般资料，如年龄、社会、文化教育程度、工作状况、经济等。了解患者与家庭的关系，评估家庭成员对健康需求、情感支持情况及应对和处理问题、解决问题的能力。全面了解信息，正确地分析资料，根据个体情况及时、有效地采取干预措施。

三、制定家庭支持干预措施

采取患者及其亲属参与原则，努力与亲属协调患者出院后的康复计划，制定目标实施方案，亲属参与共同制定患者的健康教育，并监督实施，以此来达成共识，有效地提高患者家庭支持利用度。

四、家庭支持专项培训

亲属作为患者的主要支持系统，对疾病相关知识的信息需求迫切而具体。有研究显示，几乎100%患者及亲属都希望获得与其疾病诊疗及护理相关的健康知识。由经过严格专项培训的医务人员指导患者亲属掌握疾病、饮食、药物及康复过程中所需相关知识，掌握照护技能，满足患者亲属的信息需求，消除其疑虑、顾虑。与亲属和患者共同寻找日常生活中的最佳援助方法，积极调动亲属的主观能动性，为患者提供更多的家庭支持，使亲属以满腔的热情、激情参与到康复计划实施中来，正确地介入疾病恢复过程，充分发挥康复过程中的决定性和独特性，为患者身心康复提供最佳的支持和帮助。

第二节　家庭、职业康复指导

人工髋关节置换术后肢体功能的恢复需要较多的康复训练知识和护理知识，出院后的康复时间长，遇见问题多，因此，为了方便回家后的康复锻炼，以下是一些需要在家增加或改装的设施。

一、家庭环境、物品的安全指导

1. 坐椅

为了术肢的早期康复锻炼，须准备一个有牢固的坐垫、背靠及两个扶手的较高椅子。在椅子、沙发和汽车坐上固定一个枕头使膝部始终保持在髋部以下。

2. 地面

在行走的地方去除所有松动的地毯或电线，地面保持干燥，不宜过滑，备用防滑拖鞋。

3. 楼梯

在楼梯边上安装稳固的扶手。

4. 穿鞋、脱鞋

为了在穿鞋和脱鞋时不要过分地屈曲你的新髋关节，最好准备一个整形器，一穿袜辅助器和一个带长把手的鞋抽板。

5. 日常用品

日常用品如床头灯、水杯等放在床头柜上，以方便取得，不需过分地屈曲髋关节就能拿到东西。

6. 坐便器

准备一个比较高的坐便器，有可靠的扶手。

7. 洗浴间

在洗浴房间墙上安装安全扶手，地上铺防滑垫，有长把手的吸水海绵和洗浴软管，并放一个稳固的小凳或椅子。

8. 床

床的最佳高度是：患者端坐在床边，双脚着地时，膝关节的高度低于髋关节的高度，这样可以保证髋关节屈曲的角度小于90度，从而避免人工髋关节脱位。

二、重返职业指导

出院后家庭康复指导的目标是继续提高术肢肌力和协调性，尽早恢复正常活动的能力，让患者尽早回归家庭，重返社会，甚至是重返原工作岗位，所以家庭和职业的康复指导一样重要，不能忽视。在这一环节，最好也让亲属和单位领导了解康复的训练细节，协助康复。从事重体力活的患者重返工作岗位时建议改变工种，不宜再从事重体力劳动。嘱患者出院后继续行自我康复训练并减少人工髋关节磨损的活动，如外出远距离旅行，重体力活或剧烈运动等，另外要适当控制体重，减轻关节负重。

规范化职业康复护理可以促进术肢功能恢复，有利于回归工作。根据不同康复阶段实施康复护理措施，包括生活自理能力、职业工作能力和消遣娱乐能力等，其目的是消除患者对重返工作的心理障碍、训练其工作技能、营造职前工作环境，增强患者重返工作岗位的信心，并使患者在重返岗位后能迅速适应工作。采取医护及康复师的合作，围绕恢复术肢功能这一中心目标，树立职业相关康复理念，通过对患者残疾之前的职业专长、兴趣、工作、习惯、作业速度、工作技能、身心功能状况和就业潜力及职业适应能力作出综合性分析评定，并根据职业能力及职业适应性实施针对性的职业康复指导，从而使患者能尽快恢复肢体功能，适应工作。

第六章 人工髋关节置换术后基本知识

第一节 一般知识

人工髋关节置换术后，为了延长假体的使用寿命及日常生活需要，我们应该了解行人工髋关节置换术后的相关知识。

一、人工髋关节假体的正常使用寿命

人工髋关节的假体因为无生长能力，故处于持续磨损过程中，因此，术后必须保护性地使用人工关节，避免负重长途跋涉。假体的使用年限与假体的质量、手术技术、身体状况等许多因素有关。正常情况下，如果没有意外发生，一般来说，可以使用10～25年。

二、影响人工髋关节假体使用寿命的因素

1. 自身体重

体重越大，平时行走时负重越大，假体承受的压力越大，磨损就越快。

2. 平时的运动量

平时的运动量越大，髋关节的摩擦次数就越多，假体的磨损就越大，对假体的使用寿命就有一定的影响。

3.骨质疏松

骨质疏松，可造成假体的松动、不稳定，导致人工关节失效。

4.假体材料

假体自身的耐磨程度，不同材质的假体，使用寿命也不同。

三、延长人工髋关节假体使用寿命相关知识指导

人工髋关节置换术后，假体的使用寿命，取决于医生和患者两个方面。对于患者，在日常生活中应该注意以下几点：

1.预防假体的感染

人工髋关节置换术后，一定要避免关节感染，假体一旦发生感染，其寿命就会缩短很多，有的甚至需要取出假体以控制感染。

2.控制体重

过高的体重会加大对假体的负荷，增加假体的磨损程度

3.避免高强度的运动

尽量避免登山、长跑、跳远、跳高等高强度运动，这样不但可以减少假体磨损，还可以降低假体松动的发生几率。

4.防止骨质疏松

骨质疏松会造成假体的松动和固定不稳。所以，在日常生活中，应该平衡营养，注意补钙，进行适当的户外运动，接受阳光的照射，促进钙质的吸收。

5.增强关节的稳定性

良好的肌肉可以增强关节的稳定性、增强肢体的协调能力、降低意外摔伤的可能性，也可以很好地保护假体和减轻假体受力，因此，在日常生活中应适度地锻炼身体。

6.定期复查

定期复查可以及时发现患者的情况变化，获得反馈，以便指导患者正确地进行锻炼，及时处理并发症，延长假体的使用寿命。

四、人工髋关节置换术后需要翻修的常见原因

患者在髋关节置换术后的生存期延长的情况下，术后并发症也不断增多，所以术后翻修的概率也有所增加。常见的翻修原因，如假体无菌性松动、髋臼磨损、骨缺损、假体柄断裂等。

五、人工髋关节置换术后特殊检查指导

人工髋关节置换术后需注意的检查项目，主要是磁共振检查。磁共振成像（MRI）检查在 20 世纪 80 年代初引入临床以来，已成为常用且有效的影像学诊断手段。然而，MRI 也有史以来第一次将患者置于强大的静态磁场中。尽管从物理学的角度来看，磁场是物质的基本属性，就像物质都具有质量和电性一样，但结合临床医学实际，仍可将植入物有关的金属材料简单的分成铁磁性物质和非铁磁性材料两大类。铁磁性物质的主要代表是铁、镍、钴及一些稀土元素；而非铁磁性物质的主要代表是商业性纯钛、钛合金等。两类物质的主要区别是在外界强磁场作用下的表现不同。铁磁性物质容易受到磁场的直线力或扭转力的作用，在存在强度梯度的磁场内可能发生向强磁场方向的移动；而非铁磁性物质受外界磁场作用的影响要小许多。

身体内有植入物的患者行 MRI 检查是否安全，通常有以下三个决定因素：

第一，取决于植入物材料是铁磁性的还是非铁磁性的。

第二，看植入物是主动性的还是被动性的。所谓主动性的植入物是指植入物本身需要电、磁等驱动而主动发挥作用（如心脏起搏器）；而被动性的则如人工关

节、血管夹等。

第三，MRI 条件，如静态磁场强度等。

身体内有植入装置的患者，行 MRI 的安全性，还取决于行 MRI 时外界强磁场对植入装置的作用。通常而言，这一作用的结果表现在四个方面：

（1）植入装置的移位。

（2）植入装置局部产热。

（3）局部电流产生。

（4）伪影。

如角膜金属异物在 MRI 环境中能发生移位，致严重眼损伤；植入物在磁场作用下产热则可能引起局部烧伤；而局部电流产生会干扰心脏起搏器的正常工作；成像伪影则会影响 MRI 结果的判断。

由于人工髋关节一般采用不锈钢、钴铬钼合金、钛合金、纯钛等非铁磁性材料，又属于被动性植入物。其非铁磁性材料的特性、被动性植入物的本质及常规磁场强度下的检查环境成为这一安全性的可靠保证。因此，通常认为，接受人工髋关节置换术的患者行 MRI 检查是安全的。Shellock 等早在 1993 年就总结了 338 种植入物的 MRI 检查安全性测试结果，其中便包括多种人工关节产品，均显示能安全地进行 MIR 检查。十多年后，这个目录中的产品品种增加到 1400 种，其中有 50 种骨植入物，也包含了更多的人工关节，他们均通过了安全性测试。如今，这一目录能在 MRI 安全性网站上查到。

综上所述，人工关节置换术后患者可以安全进行非手术部位的 MRI 检查。

MRI 检查本身并不会伤害患者，但是，如果 MRI 检查部位靠近假体时，所检查的图像会由于金属成分的存在而导致图像扭曲变形，严重者图像可能无法用于诊断；再加上，由于进行关节置换的患者大部分为中老年人，这些患者常常伴随有其他疾病，如体内安装有心脏起搏器、除颤器、心脏支架、人工心脏瓣膜、动脉瘤术后金属夹、植入体内的药物灌注装置、植入体内的任何电子装置、血管内栓塞钢圈、滤器、下腔静脉滤器、心电记录监护器、助听器、人工耳蜗、活动假牙等。因此，患者在进行 MRI 检查前，即便是确认他体内的金属植入物可以进行 MRI 检查，也应当告知 MRI 工作人员，以保证检查安全、有效地进行。如果患者在 MRI 检查过程中手术部位出现疼痛应终止 MRI 检查，以保证患者的安全。

六、人工髋关节置换术后通过飞机安检指导

人工髋关节置换术后患者，出院时应请医生开具医院相关证明，持有医院相关证明的情况下，人工髋关节置换术后的患者可以通过飞机安检。

第二节　注意事项

为了预防或减少人工髋关节置换术后各种并发症的发生，术后须注意以下几点：

一、日常活动中的注意事项

1.卧位注意事项

术后 3 个月内尽量仰卧，避免术侧卧位，在双腿之间放一个枕垫，使双足间距保持不低于肩宽。向健侧翻身或侧卧（首选）：伸直术侧髋关节，以保持术肢中立位，胸前和身后可垫软枕；侧卧时两腿之间垫一较大软枕分开双膝及双足，使双足保持间距保持不低于肩宽，髋、膝半屈位。

2.坐位注意事项

坐位时避免使髋关节容易脱位的体位，如坐矮凳、盘腿、架腿（不要把术肢架在另一条腿上或"跷二郎腿"动作）、坐过低的马桶如厕。术后 1 个月内坐的时

间不能太长，一般每次不超过 1 小时。坐位时保持双膝在髋水平以下，双足分开不低于肩宽，身体向后靠，腿向前伸，身体不要前倾超过 90°。

3.立位注意事项

站立时术肢外展，双足保持间距，保持距离不低于肩宽，6 个月内术肢避免内收及内旋动作（后侧切口者）或外旋动作（外、前侧切口者）。

4.行走注意事项

扶双拐或助行器步行至无痛、无跛行、肌力恢复较好时可弃拐，拄拐杖时尽量不单独活动。弃拐后外出时使用一手杖，一可自我保护，另一方面也向周围人群作暗示，防止意外。勿在光滑、不平整的路面行走。在患者活动的范围内，要保持道路通畅，避免术肢遇到不必要的碰撞或出现大的跨越动作。

5.下蹲注意事项

行人工髋关节置换术后，下蹲一般不超过 90°。

6.腰部活动注意事项

避免大幅度弯腰，注意弯腰同时就形成了屈髋的动作，早期应避免。不要突然转身或伸手去取身后的物品，转身时要整个身体转动，不宜只转动上身。术后 3 个月内不要弯腰捡地上的东西。

二、功能锻炼注意事项

（1）功能锻炼应持续、缓慢地进行，运动量、运动时间应遵循个性化（因人而异）、渐进化（循序渐进）、全面性的原则，以主动锻炼为主，被动活动为辅。

（2）防止髋关节过度屈曲、伸直、内收、内旋、外展、外旋。

（3）避免做剧烈运动，避免摔倒。

（4）肌力 <3 级，以床上练习为主，不得下地活动。

三、使用拐杖步行训练注意事项

(1)必须认真遵照医生嘱咐，并遵守使用原则，掌握技巧。

(2)姿势正确，扶拐后身体稍前倾为宜，在行走过程中，注意将身体的重量放在手上而不是腋窝下。

(3)遵循循序渐进原则，不可操之过急。

(4)必须使用拐杖至无疼痛、无跛行、肌力恢复较好时方可弃拐，但也要避免依赖拐杖。

四、体育活动注意事项

避免重体力活动及奔跑、跳劲舞等需要髋关节大范围活动的项目，保护性地使用人工关节，以减少发生关节脱位、骨折、假体松动、磨损等，延长假体使用年限。

五、预防感染注意事项

(1)髋关节或其周围有持续的疼痛时，关节周围出现红、肿、热时要及时就医。

(2)当因外伤就医或拔牙时，应告知医生，曾经接受过人工髋关节置换手术，让医生考虑预防性应用一些抗生素，以免细菌进入关节，导致严重感染。

(3)及时治疗全身可能存在的感染病灶，如牙龈炎、泌尿生殖系炎症、皮肤溃疡、支气管炎、甲沟炎、足癣等。

(4)增强机体的抵抗力，肥胖、糖尿病、饮酒、类风湿、应用激素等是发生感染的危险因素。需积极治疗慢性病，加强饮食护理，保持足够的蛋白质、脂肪、维生素等摄入。营养合理搭配，肥胖患者控制饮食，进行合理的功能锻炼，饮酒患者应戒酒，糖尿病患者给予糖尿病饮食。

第三节　复诊指导

复诊对人工髋关节置换术后患者至关重要，需要终生进行。通过复诊，我们可以了解假体是否有松动，主要肌群的肌力、关节功能的恢复情况，医生可根据检查结果，提出下一步的康复计划及在日常生活中的一些注意事项。通过定期的复诊还可以及时发现患者的情况变化，获得反馈，以便及时指导患者正确地进行锻炼，延长假体的使用寿命。所以人工髋关节置换术后患者应按要求进行定期的复诊。

一、人工髋关节置换术后到医院进行复诊的时间指导

人工髋关节置换术后患者，一般在手术半个月拆线后出院。一般在术后 1 个月、2 个月、3 个月、半年、1 年需复查，此后建议每年都要复查 1 次。以上复查时间仅限于无特殊情况下。如有特殊情况，请随时复查。

二、人工髋关节置换术后需及时复诊的指导

当术侧关节或下肢发现下述任意一情况时，请及时复查：

(1)髋关节或术侧下肢出现肿胀，长期不减轻或者持续加重时。

(2)当术侧下肢出现疼痛、肿胀、踝背伸时有疼痛感时。

(3)髋关节或其周围有持续的疼痛，休息后疼痛无明显减轻时。

(4)关节周围出现红、肿、热时。

(5)活动时关节有异常响声或因髋关节原因造成的行走困难时。

三、人工髋关节置换术后复诊的主要内容

（1）X 线摄片

观察假体有无移动及假体周围有无溶骨发生，以便确认假体是否发生远期松动。

（2）评估

主要包括评估患者疼痛的程度、主要肌群的肌力、能否正常行走、行走时是否需要辅助具、行走的距离及关节活动度能否满足日常生活的需要。

（3）检查骨密度

骨密度测定能够了解骨质疏松情况。

（4）完善康复计划

根据检查结果，提出下一步的康复计划和在日常生活中的一些注意事项等。

附 录

附表 1　髋关节功能 Harris 评分 (满分 100 分)

	疼痛	
程度	表现	评分
无		44
弱	偶痛，不影响功能	40
轻度	一般活动可，过量活动后偶有中度疼痛	30
中度	可忍受，日常活动稍受限，但能正常工作，偶服比阿司匹林作用强的止痛药	20
剧烈	有时剧痛，但不必卧床，日常活动受限，经常服比阿司匹林作用强的止痛药	10
病废	被迫卧床；卧床也有剧痛；疼痛跛行严重	0

		功能	
		表现	
日常生活	楼梯	一步一阶，不用扶手	4
		一步一阶，用扶手	2
		用某种方法能上楼	1
		不能上楼	0
	交通	有能力进入公共交通工具	1
	坐	在任何椅子上坐 1 小时而无不适	5
		在高椅子上坐半小时而无不适	3
		坐任何椅子上均不舒服	0
	鞋袜	穿袜、系鞋方便	4
		穿袜、系鞋困难	2
		不能穿袜、系鞋	0
步态	无跛行		11
	稍有跛行		8
	中等跛行		5
	严重跛行		0

续附表 1

程度	表现	评分
行走辅助器(平稳舒适行走)	不需	11
	单手杖长距离	7
	多数时间用单手杖	5
	单拐	3
	双手杖	2
	双拐	0
	完全不能走	0
距离	不受限	11
	1000 米以上	8
	500 米	5
	室内活动	2
	卧床或依赖轮椅	0
畸形	无任何畸形(4 分)	4
	固定的屈曲挛缩畸形≥30°(-1 分)	
	固定的内收畸形≥10°(-1 分)	
	固定的伸展内收畸形≥10°(-1 分)	
	肢体短缩>3.2 厘米(-1 分)	
活动范围(指数值由活动度数与相应的指数相乘而得)		
前屈	0°~45°×1.0	
	45°~90°×0.6	
	90°~110°×0.3	
外展	0°~15°×0.8	
	15°~20°×0.3	
	大于20°×0	
外旋(伸直位)	0°~15°×0.4	
	大于15°×0	
内旋(伸直位)	任何活动×0	
内收	0°~15°×0.2	
活动范围的总分为指数值的和乘0.05		

附注 1:90~100 分……优,80~89 分……良,70~79 分……可,<70 分………差。

附注 2:方框内标有"分"的填具体分数;方框内标有"°"的填具体度数;方框内无任何标志的只需在相应项打"√",肌力项除外。

附表2　人工髋关节置换患者居家护理康复训练路径及评价表

时间	康复训练内容	评价标准
术后 3～4 周	此阶段的康复训练以恢复肌力和关节活动度为主。主要训练项目包括： 1.恢复肌力训练主要包括：小腿前后侧肌肉群锻炼、股四头肌锻炼、臀肌锻炼、臀部抬高练习、仰卧位空踩自行车训练、蹬车练习等。 2.关节活动度训练，主要有：仰卧贴床屈伸膝髋关节练习、仰卧位内外旋转练习、坐位伸髋练习、坐位屈髋练习、坐位旋转练习、立位伸髋练习、立位屈髋练习、立位髋关节外展练习、立位髋关节旋转练习、伦巴练习等。 3.上床、下床活动练习。 4.扶拐步行练习。 5.上楼梯、下楼梯练习。	1.关节活动度能前屈达90°。 2.能独立完成上下床活动。 3.独立坐起，无需他人帮助。 4.能正确使用拐杖，能在患肢部分负重独立扶双腋杖行走。 5.能扶双腋杖自行上下楼梯。
术后 5～8 周	此阶段的康复训练重点是增强特定肌肉的肌力训练；继续训练关节活动度，逐渐改善关节的活动范围；并进行步态平衡锻炼及指导患者恢复日常活动能力。主要训练项目包括： 1.俯卧伸展练习。 2.侧俯卧外展练习。 3.跪位伸展练习。 4.仰卧位直腿抬高练习。 5.髋外展肌训练。 6.站立平衡练习。 7.继续蹬车练习。 8.进一步提高步行能力训练。 9.穿鞋袜训练等。	1.能直腿抬高30°。 2.能空踩自行车10～15分钟。 3.术后6周术侧肢体能单腿站立1～2分钟。 4.骨水泥固定型手术6周后能扶单拐行走。 5.能自行穿鞋袜。
术后 9～12 个周	此阶段的康复训练重点是提高肌肉的整体力量及协调性，并继续上阶段的康复训练，使人工髋关节的功能进一步改善。除继续上阶段的康复训练项目外，增加的训练项目主要有： 1.渐进抗阻练习：患者坐于床旁，双下肢自然下垂，在术侧踝关节处增加重2.5～5千克的沙袋，主动伸直抬高术肢，维持5～10秒钟，使股四头肌收缩时阻力增加，从而增强肌力。 2.抗阻力的直腿抬高练习：取仰卧位，双下肢伸直，收紧大腿肌肉，在小腿上加1重2.5～5千克的沙袋，尽量伸直膝关节，用力抬高足部，使其离床15～20厘米。 3.屈髋屈膝下蹲练习。 4.可进行轻微的体育活动：如散步、游泳（仰游）、骑车等。	1.骨水泥固定型手术10周后能弃拐平地行走。 2.非骨水泥固定型，能逐渐单拐或单手杖行走。 3.关节活动范围进一步改善，12周站立位髋关节能做前屈、后伸、内收、外展及内外旋转、屈髋屈膝下蹲等活动。
术后 4～6 个月	此阶段的康复训练重点是提高肌肉的耐力。重点训练的项目有： 1.继续抗阻力的直腿抬高练习。 2.继续侧卧位髋关节外展练习。 3.继续俯卧伸髋练习等。 　　进行以上项目的训练时，在逐渐提高抗阻力强度的同时，并延长锻炼时间，提高肌肉耐力。 4.术肢下蹲起立练习。 5.此阶段可从事力所能及的家务劳动。 6.可参加轻体力的体育项目：如游泳（仰游）、骑车、太极拳、休闲性乒乓球、打高尔夫球、射击等。	1.肌力恢复基本正常。 2.步态、患肢功能基本正常。 3.关节活动度达：前屈120°、后伸5°～10°、外展30°～45°、内收25°～30°、内外旋转30°左右并能够满足日常生活所需。

参考文献

[1] 吕厚山.人工关节外科学[M].北京：人民卫生出版社，2006.

[2] 罗先正，邱贵兴.人工髋关节学[M].北京：中国协和医科大学出版社，2003.

[3] 杨述华，邱贵兴.关节置换外科学[M].北京：清华大学出版社，2005.

[4] 王志伟，毕霞，白跃宏.人工髋关节置换术康复指南[M].上海：上海科学技术出版社，2006.

[5] 周阳，贺爱兰，屈波.常见关节外科疾病功能康复指导[M].长沙：湖南科学技术出版社，2013.

[6] 翁立窈.人工髋关节置换术后社区和居家康复训练指导手册[M].武汉：华中科技大学出版社，2012.

[7] 陈君石，黄建始.健康管理师[M].北京：中国协和医科大学出版社，2006.

[8] 周谋望.人工髋关节置换术后康复[M].北京：人民军医出版社，2013.

[9] 宁宁.骨科康复护理学[M].北京：人民军医出版社，2005.

[10] 万承奎.健康自我管理[M].北京：人民卫生出版社，2012年(第3版).

[11] 谌永毅.方立珍主编.护患沟通技巧[M].长沙：湖南科学技术出版社，2005.

[12] 李新蕊，李素萍等.亲属的健康教育对提高脑卒中患者生活质量的作用[J].职业与健康，2007，8(23)18：1660.

[13] 张晋芳.家庭支持干预对经皮冠状动脉介入术后患者生存质量影响的研究[J].护理研究，2010，11(24)11：2964.

[14] 刘月花.规范化职业康复护理对手外伤患者重返工作的影响[J].现代临床护理，2012，11(1)：52~53

[15] 黄剑，周翠屏等.随访干预对乳腺癌术后患肢功能康复效果的相关性分析[J].中国误诊学杂志，2010，8(10)23：5595~5643.

[16] 李凤英，王琳等.人工髋关节置换术后康复训练方法研究进展[J].齐鲁护理杂志，2008，(14)24：42.

[17] 文静.髋关节置换手术患者情绪障碍调查及护理干预[J].家庭护士，2008，6(2)：385~387.